らくらく筋トレ！

脳内がα波になる バンドトレーニング

心と体を向上させる
“アルファビクス”

治面地順子
スポーツ医学博士

BAB JAPAN

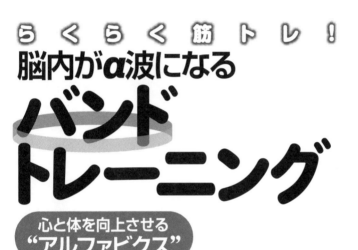

はじめに

らくらく筋トレ
え？こんなに簡単！
誰でもできる、ゆるーい運動だけど
　こころも体も〝ニッコリ〟よろこぶ

あなたはこんな問題ありませんか？
・ひざや腰が気になってしまう
・手足に冷えがこもりやすい
・身体のたるみが気になる
・近頃、体重の数字が気になっている
・生活習慣病に気をつけてと言われている……
もしこれらの内、１つでも心当たりがあるならこのメソッドがお役に立てるかもしれません。

筑波大学博士が発案した、このお手軽フィットネスは体と心を「ゆるめ」ながら、刺激を与える画期的な方法。

まるで聖者のような深〜い瞑想状態を簡単に作り出せます！

その結果、ストレスを減らすだけでなく、日常の動作も〝楽〟になり鏡に映る自分のシルエットに〝うっとり〟できるようになれます。

信じられないのも無理はないです。しかし、体験してもらえれば一発で分かります。


心と体がよろこび、心と体が気持ちいいお手軽筋トレ

心と体がよろこぶお手軽筋トレってそんなのがあるかと思われるかもしれませんが、それがあるのです。

筋トレというと頑張って歯を食いしばってやるものと思っていませんか？　辛く頑張らなければならない筋トレでなくて、ラクで気持ちいい筋トレがあるのです。

あなたは何のために運動をしますか。

もちろん、運動は健康のためにしますよ！と答えると思います。でも健康のためにしているはずの運動で無理をして体を痛めたり、腰痛になったり、筋肉痛になったりして、運動するのが億劫になっていませんか。

心と体が気持ちいい筋トレをご紹介します。
気持ちがいいのにトレーニングになるエクササイズです。
それがアルファビクスです。

２０２０年３月

治面地順子

本書を推薦します

アルファ波の音楽に合わせて行なうアルファビクスはとてもリラックスします。腹式呼吸に合わせてゆっくり体を動かすので無理がありません。

アルファビクスは、音楽、呼吸法、ストレッチ、筋力トレーニング、スローエクササイズを融合し、いろいろな要素を取り入れた素晴らしい運動です。

私はアメリカで医療従事者を対象にセミナーを開き、新しい医療のスタイルであるヘルスコーチ養成講座を行なっています。単なる薬を出す医療ではなく、自然医療を用い、一人一人の健康をサポートするのがヘルスコーチの役目です。

日本でアルファビクスに出会い、自然療法にマッチした無理のない運動に驚かされました。このアルファビクスが世界に広まることを願っています。

ヘルスドクター　アイザック・H・ジョーンズ

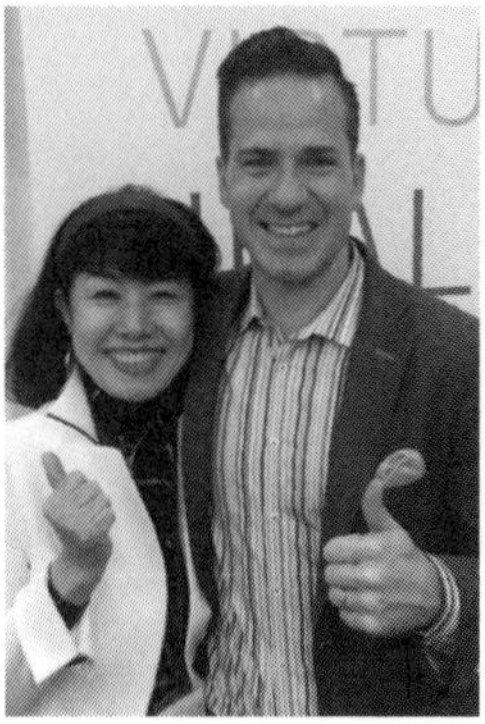

ヘルスドクターにして、年収1億円を超える起業家。国際的なヘルス&ウェルネス専門のコンサルタント会社「エレベイズ・ヘルス」の設立者。世界的権威のある大学の大学院にて博士号を取得し、栄養学や生物学、アンチエイジング、カイロプラクティックの分野で数々のエキスパートから学ぶ。アメリカ最大のヘルスセンターで経験を積んだ後、私立のヘルスセンターを設立。イギリス、オーストラリア、アメリカ、アジア諸国など、世界各地で講演活動も精力的に行なっている。

目次

はじめに
本書を推薦します

第1章 体が衰える理由と衰えさせない原理……11
1 本当に恐ろしい運動不足……12
2 維持と向上……16
3 ずっとずっと〝向上〟させ続ける！……18

第2章 心を向上させる一番確実な方法……23

1　心って意外と単純!?……24
2　〝やる気〟のうまい出し方……26
3　心と体の関係……28
4　うつの思考と運動との関係……30
5　アルファ脳波とは……32
6　アルファビクスが心理面に及ぼす影響……36
7　運動と脳……40

第3章　アルファビクスの原理……43

1　〝できない動き〟をさせてくれる!……44
2　負荷があるから向上する!……46
3　〝開く〟運動の底力……48
4　〝ゆっくり〟と腹式呼吸の効果……52

第4章 アルフアビクスをやってみよう！……61

1 胸を開こう！……64
2 腕を伸ばそう！……72
3 背中を動かそう！……78
4 腕を引き締めよう！……84
5 全身を使おう！……90
6 足の上げ下ろし……96
7 背中を後ろに倒そう！……102
8 前に倒そう！……108
9 足を上げよう！……116
10 お腹を引き締めよう！……122
11 無理なく腰を動かそう！……128

第5章 アルフアビクスとは？……135
1 「アルファビクス」の名前の由来……136
2 アルファビクスの運動パターン……137
3 企業でのアルファビクスの活用……140
4 妊婦さん向けのアルファマタニティ……142
5 高齢者向けのアルファビクス……143
6 運動宅配……146
7 世界に向けてのアルファビクス……147

第6章 インストラクターになろう！……149

第1章

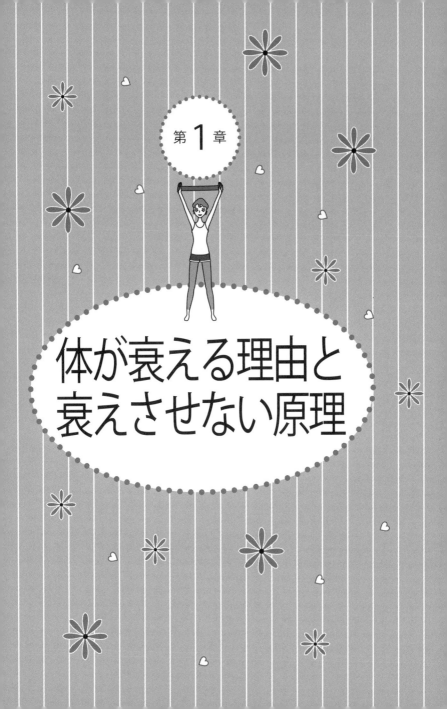

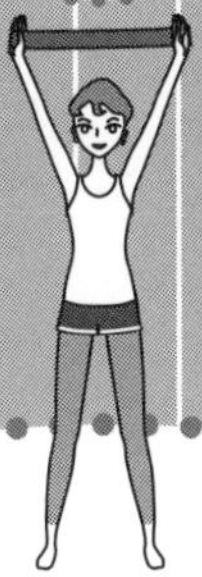

体が衰える理由と衰えさせない原理

1 本当に恐ろしい運動不足

健康に気を使う方が増えてきています。でも、だからといって、みなが健康な人ばかり、そんな世の中には残念ながらなっていません。むしろ健康でない人が増えているからこそ、健康に気を使わなければならなくなっている、そんな側面もあるのかもしれません。

今、本当に多くの方々の体を蝕んでいるのが、運動不足からくる〝廃用症候群〞です。

頭も体も、使わないと衰えます。現代人は頭でっかちになって体を使うことがだんだん少なくなり、筋力が衰え、その結果ますます体を動かすことが億劫になってきます。衰えればますます動くのが億劫になって動きが縮小され、さらに衰えていくことを〝廃用症候群〞といいます。

この〝廃用症候群〞の恐ろしい所は、無自覚のうちに、確実に進行してゆくことです。

例えば姿勢が悪かったり、歩き方だとか動き方に偏りがあったりすると、体の特定の部分に負担が生じて、痛みやしびれ、だるさなど、体自体が〝危険シグナル〞を発します。しかし〝廃用症候群〞の場合は使わないところなので、〝危険シグナル〞が発せられないのです。

多くの人は、毎日同じような、最小限度の動きだけを繰り返し、本当にそれだけを繰り返して生活しています。最近、膝を股関節より高い位置にまで上げた記憶はありますか？ ない方が多

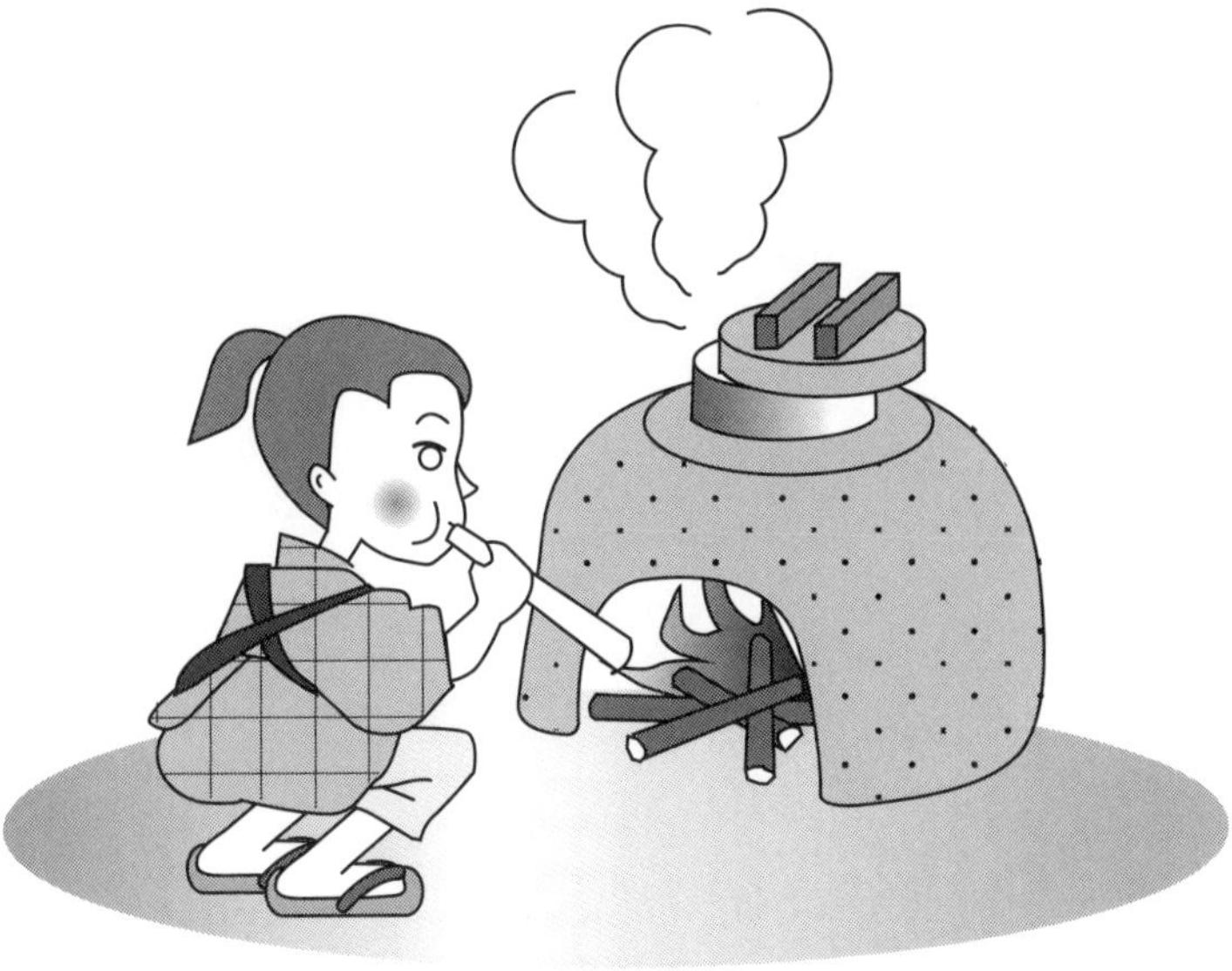

いのではないかと思います。

文明が発達することで、便利な世の中になり、その結果、みんな知らず知らずのうちに廃用症候群になってしまっているのです。

かといって、昔の人はハードに動きまくっていた、というほどのことではないのです。

一昔前の日本ではご飯はかまどでフーフーと吹きながら、体を縮めてご飯炊きをしていました。洗濯もたらいで洗濯板を使ってしゃがんで行なっていました。皆さんは、最後にしゃがむ体勢をとったのはいつですか？　和式トイレを見かけなくなった今、しゃがむことはほとんどなくなったのではないかと思います。

日本人の大腿四頭筋（太ももの筋肉）が衰

えた一番の原因はトイレです。毎朝和式でしゃがんでいたのに、洋式トイレが普及してから、お年寄りの足腰もめっきり弱くなってしまいました。和式トイレは毎朝しゃがむことで、太ももやふくらはぎが鍛えられていたのです。そもそも、しゃがむ姿勢を維持できない方は今、多いと思います。それは足の筋肉の衰えとともに、足首などの関節が硬くなっているからです。これも〝廃用症候群〟な訳です。

こんな風に、〝分かれ目〟は「スクワット・トレーニングを1日何本！」のようなレベルではないのです。しゃがむか、しゃがまないか、くらいのところなんです。

〝廃用症候群〟の改善法は、たった一つしかありません。〝使う〟ようになることです。マッサージや薬などでは、決して解決できない、だからこそ根が深い問題なのです。

一昔前は特に運動をしなくても、毎日の生活の中でしっかり運動をしていました。それが指一本でご飯を炊け、指一本でお洗濯ができ、テレビもリモコンができて、テレビの所まで行ってチャンネルを変えることすらしなくなりました。

現代こそ、意識的な運動が必要になったのです。それもしっかり筋肉を使う運動が。

自分は週に1回、ジムに行っているから大丈夫、という方も今は少なくないでしょう。ヨガだとか、何か特定のスポーツをやっているから大丈夫、と思っている方も多いかもしれません。で

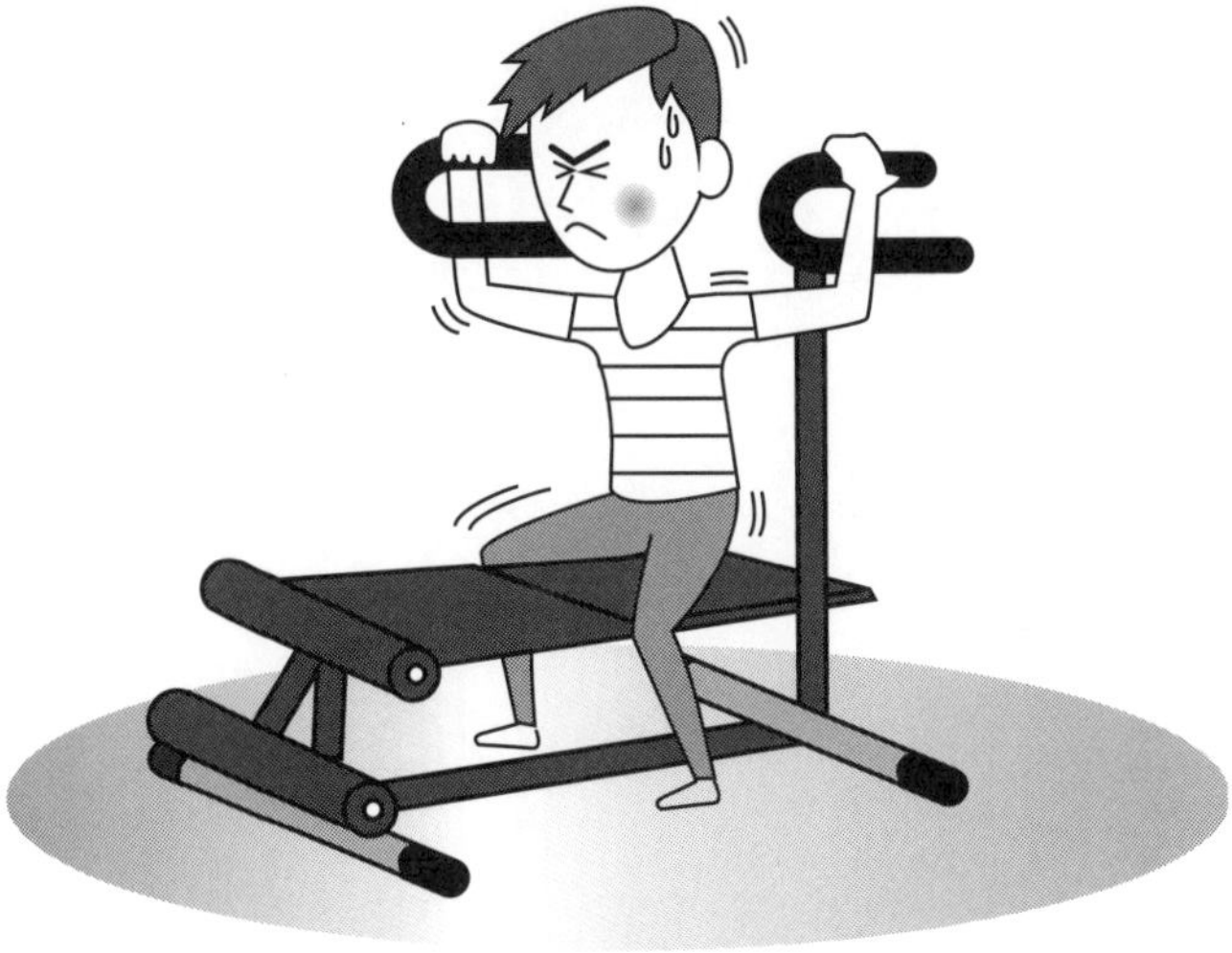

も何と、そういった方々とて〝廃用症候群〟から逃れられている訳ではないのです。

今、何か特定のトレーニングを続けてらっしゃる方の多くは、多かれ少なかれ、「キレイな体になりたい」「カッコいい体になりたい」という事を意識されていると思います。すると結果として、どうしても偏った動きばかりになってしまうのです。

そもそも、最近の筋トレはムキムキの身体を披露したくて頑張ってやっていたり、マシンを使って究極まで体を追い込んで体を鍛える筋トレばかりです。これでは長続きしません。痩せるまではと歯を食いしばって筋トレをしますが、ジムでの筋トレ期間が過ぎて、自分ひとりになると筋トレはしません。なぜなら、辛く苦しいからです。辛く苦しい運動は長続きしません！

人間の体に本当に必要なのは、そんな歯を食いしばらなければならないようなものではなく、もっともっと〝何でもない〟動きなのです。あたかも日常の一環のような。そして、それがあるだけで、人間の体というものは、本当に根本から劇的に変わります。

本当に必要な運動は、〝辛く苦しい〟ものではなく、〝気持ち良い〟ものです。

長時間同じ姿勢でいた時、人は伸びをしたくなります。そして実際に思いっきり伸びをすれば、誰でも気持ち良く感じます。それは、体が本当に欲している動きだからです。

本書のトレーニングは、その体が本当に欲している、やれば例外なく気持ち良い、そういうところを追求したものなのです。

2 維持と向上

体を衰えさせないためには、全身さまざまな、数多くの動きを行ない続けさえすればよいのでしょうか？　これはある意味イエスなのですが、現実的には、これで、健康でよく動く体を維持するのは難しいでしょう。

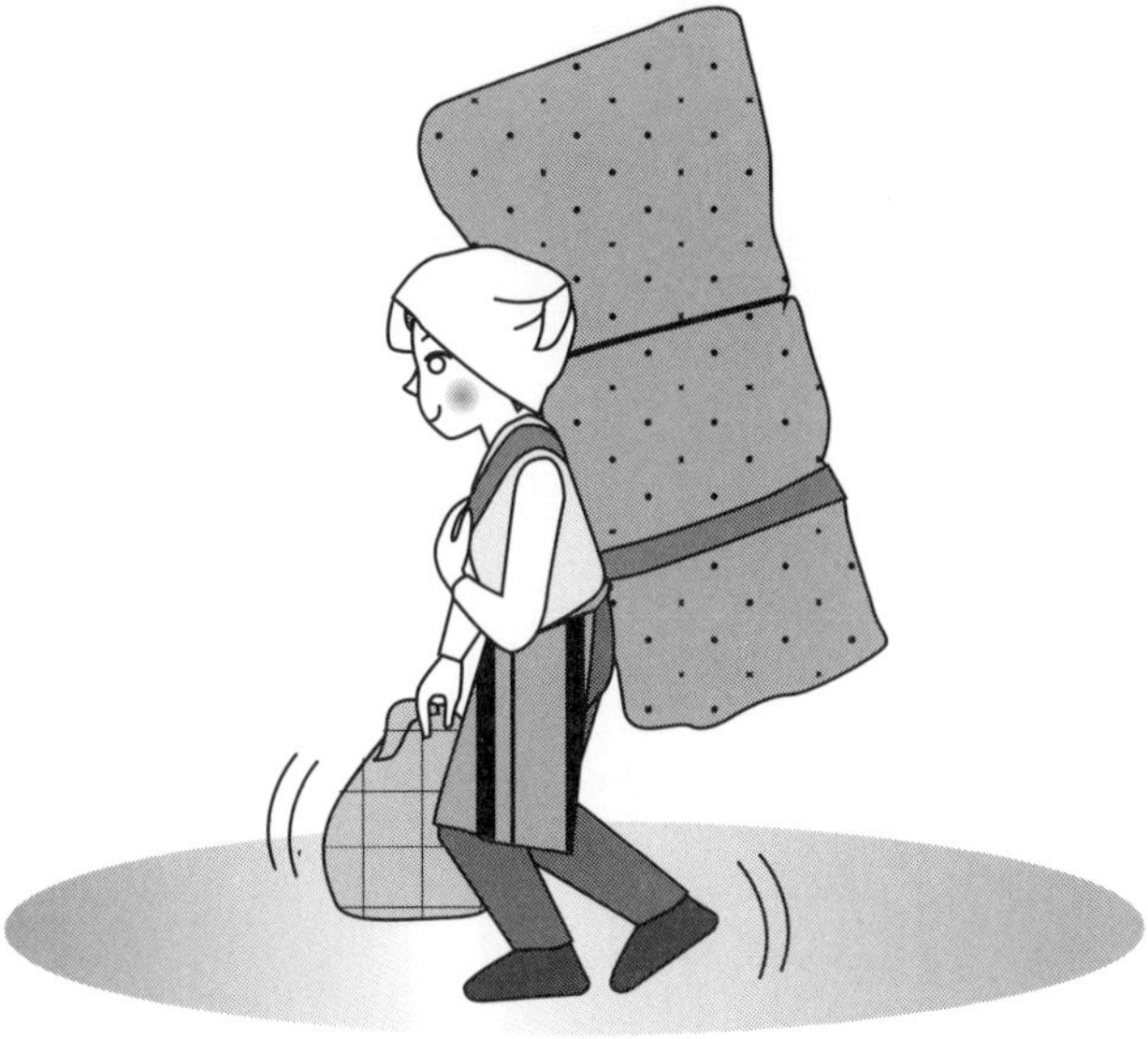

人間に必要なのは、それをする事によって、あるいは繰り返すことによって、体の方の機能が徐々に向上していく、そういう動きです。それは、人の「動き」というものは、基本的に〃仕事〃をするものだからです。何か物を運んだり、持ち上げたりすれば、負荷がかかります。それを繰り返すと、その負荷に対して、人間の体は「その負荷をものともせぬ」ようになろうと、発達しようとします。負荷が辛い負荷のままのようでは、それこそ辛すぎますから。だから、人間の体というものは〃向上〃するようにできています。負荷がなければ、体は〃向上〃しないのです。

過度の負荷をかける必要はありません。しかし、ただ動かすだけでは、体が錆つかないようにする。それくらいの効果しかないのです。

どうせなら、ご自身の体を〝向上させる〟事を考えましょう！

お歳を召した方の場合、「自分は現状維持できれば十分」とお考えかもしれません。しかし、放っておいても体が衰えていく時期だからこそ、ただ動くだけの運動では。現状維持すらままならないのです。

適度な負荷のある運動を実践しましょう。その負荷には、実は皆さんが感じているよりも、はるかに大きな効力があるのです。

3 ずっとずっと〝向上〟させ続ける！

肉体は20〜30代くらいでピークを迎え、そこを超えたら衰えていくばかり、というのがもはや〝常識〟かもしれません。しかし、、30代を越えたら皆一様に下っていくばかり、というのでは、寂しいですよね。人生、30代以降の方が長いんですから。

いつまでも身体機能を向上させ続けていくことは可能なのでしょうか？

それはイエスです。それを証明しているのがエベレストを目指した登山家、三浦雄一郎さんで

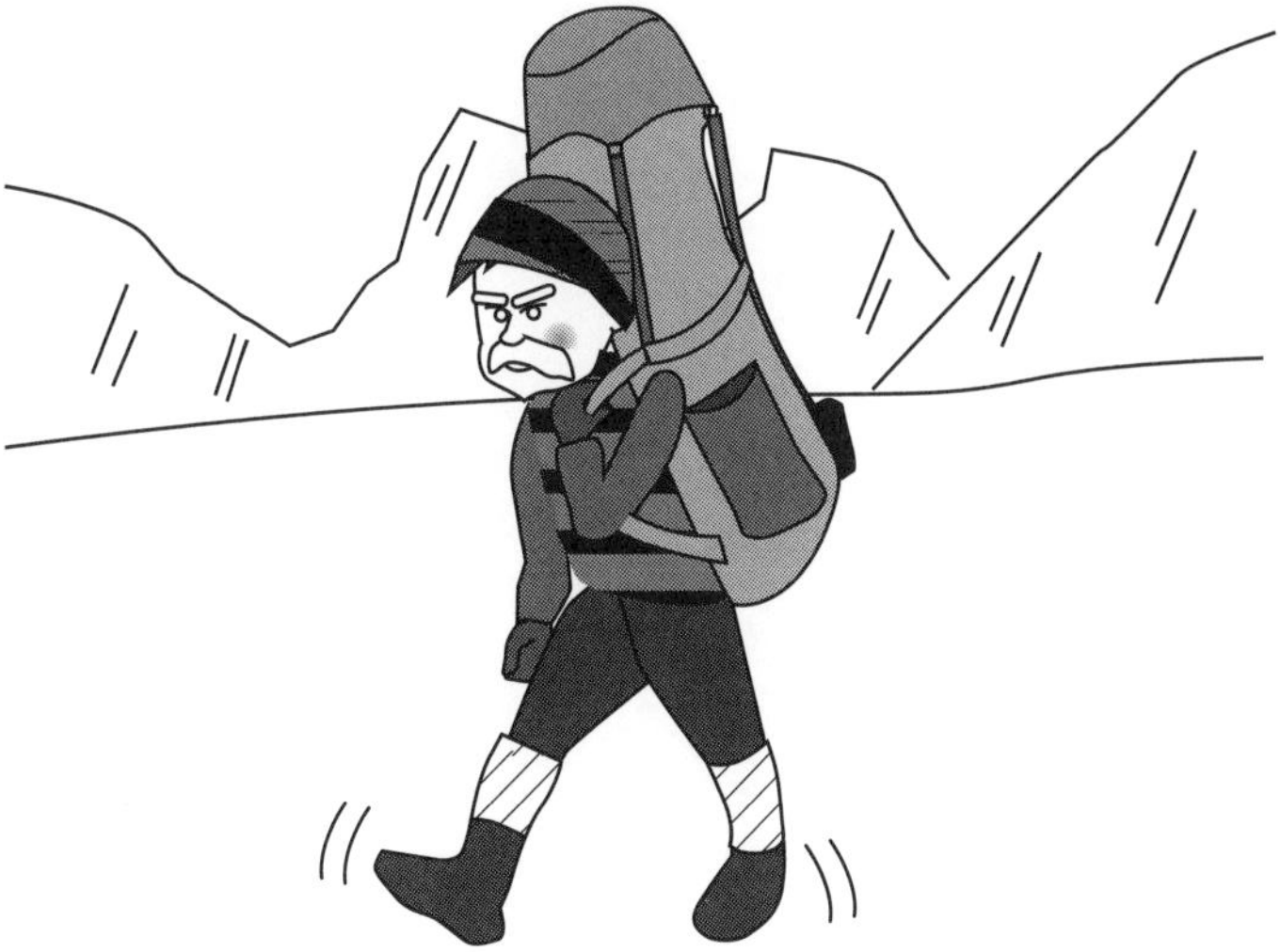

す。

彼は七大陸最高峰の滑降後に目標を失い、不摂生な生活を送った挙句、身長164センチに対し体重85キロ超、血圧は200近くまで上がり、不整脈まで出る不健康な状態となってしまいました。しかし、65歳の時に、5年後の70歳でエベレスト登頂を果たすという目標を立て、外出時には常に両足に重りを付け20キロ近いリュックを常に背負うというトレーニングを再開、当初は藻岩山登山ですら息切れするという体力を回復させ、2003年5月22日、世界最高峰のエベレストに世界最高齢（ギネスブックに掲載）となる70歳7か月での登頂を果たしています。

2018年8月15日に山口県大島郡周防大

島町で行方不明の2才児を救出したスーパーボランティアの尾畠春夫さんも、昭和14年生まれで80歳。でもボランティアで泥を運んだり、片づけをしたり、肉体労働をすることで、敏捷で筋骨隆々です。

頭も体も使わなければ衰えます。でも、使うことで向上させ続けていくことはできるのです！負荷のあるトレーニングを続けることで、人間の体はいつまでも向上し続けていきます。それは、体が〝必要〟と感じるからです。関節がよく動くようになる、というのも向上です。これも、体が必要と感じるからこそ、向上するのです。三浦雄一郎さんのようにアスリート・トレーニングをしなくても、尾畠さんのように肉体労働をしなくても、本書のトレーニングでは、いくつになっても体を向上させ続けることができます。

歩く習慣のある人の足腰がいつまでも衰えないのは、体重を支え、運ぶという負荷に対し、体が克服する必要を感じているからです。

やり続ける事が大切です。

やり続けられる運動とはどのようなものか？

そここそが重要なのです。

短時間で済む運動？　簡単な運動？

それだけではありません。

負荷が〝苦痛〟でなく、心地良さ、楽しさに繋がる運動。

しにくい動きが楽にできる運動。

人間としてできなくてはならない、必要な運動。

これだけのことを実現するトレーニングを目指して到達したのが、本書でご紹介する、「アルファビクス」です。

まだ、ありました。

やるほどにやる気が起こってくる運動。

気が晴れ晴れとする運動。

そう、「アルファビクス」は心にも作用させることを考えています。

心を変える、そんな事ができるのでしょうか？

それが、意外なほど簡単にできるのです。

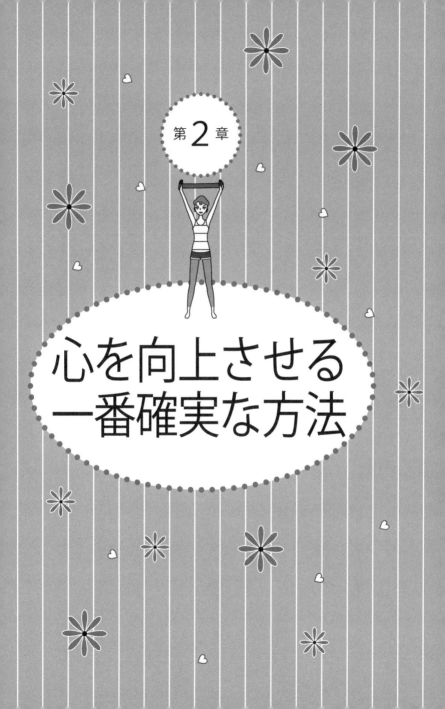

第2章

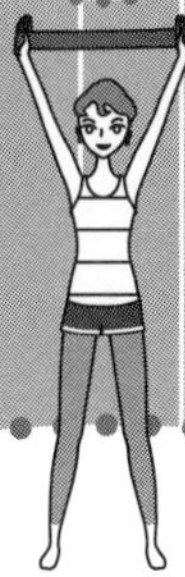

心を向上させる一番確実な方法

1 心って意外と単純⁉

心とは何か？　心はどこにあるか？　いろいろ体の仕組みが明らかにされてくると、心は脳にあるということが正しいようです。でもどうやら脳は簡単に騙すことができるらしいのです。身体の動きを知覚し、脳がその動きに合わせて感情も変化させるという反応は「自己知覚」と呼ばれています。

心理学者のベム(D.J.Bem)は、自己の心理状態を知る時に、内的手がかりから直接的に感情を経験するよりも、外的手がかりから客観的な観察を通して知覚する場合が多いということを発見しました。このように『自己の内的心理』を、自己の行動や周囲の反応といった『外的手がかり』から推測して知るという考え方を、ベムの自己知覚理論といいます。

つまり、自分の心の状態を知るのに、気持ちそのものを探るのではなく、「自分は泣いている、だからきっと悲しいのだ」と判断するのです。

とするとこういうことになります。楽しい気分にもかかわらず、あなたは泣いてみます。すると、あなたは「悲しい」のです。

こんなことを聞いたことがあるでしょう。辛く悲しい時、とにかく無理矢理にでも大きな声でバカ笑いしてみなさいと。すると何となく気が晴れてくるものなのです。

心と体は別物、とする考え方が、私たちの間には根強く持たれています。それはきっと人間が〝顔で笑って心で泣く〟ような高度な芸当のできる生き物だからなのでしょう。

でも、本当はそんなに〝別物〟ではないのです。もともと、心と体は一体のものです。

心は自然に体にあらわれ、体の状態は自然に心に影響を与えるものなのです。

心と体を別物と考えていると、心の問題を必要以上に深く、手の届かないものと考えてしまう傾向に陥ります。するとどんどん心が、〝改善し難いもの〟になっていってしまうのです。

誰だって、強くて健全な心が欲しいですよね。でも、「心を強くしろ」と言われたって、〝そんな簡単にはいかないよ……〟と途方にくれてしまうのではないですか？

心を鍛える、というと皆さんはどんな方法が思い浮かびますか？

座禅？　滝行？

それらの効果のほどについてはここで述べるつもりはないのですが、実はどれも体をどうにかする事を伴っているのです。心と体が別物なら、体はどんな状態だっていいはずですよね。でも、座禅はあの姿勢で座り、自身の肉体の安定をはかりながら座り続けることに意義があるのです。

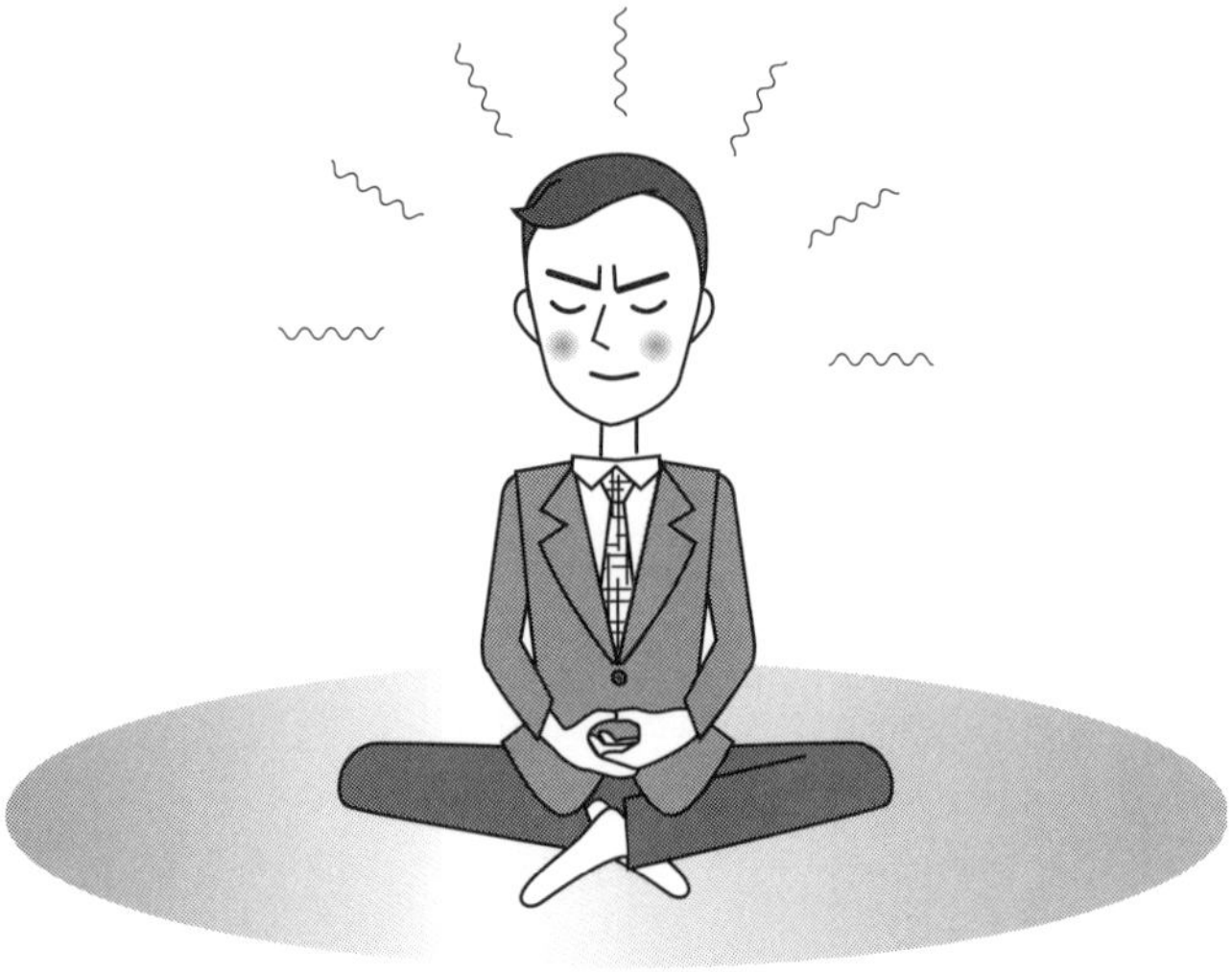

人は実は大昔から、心と体が一体の関係にあることを知っていました。心の問題を体を何とかするところから、取り組んできていたのです。心の問題って意外と、体をどうにかすれば、何とかなったりするのです。

2 〝やる気〟のうまい出し方

身体を動かすことで、脳の運動野や体性感覚が刺激され、ドーパミンやエンドルフィンなど、感情や心理状態に関連した脳内伝達物質が放出されます。これが「作業興奮」という自己知覚によって引き起こされる状態です。

「作業興奮」というのは、心理学者のクレペリンが発見したと言われる、人間の心理作用です。

人間は誰しもやる気の出ない日があり、だらだらと過ごしてしまう日もあるものです。「やる気が出ないもんはしようがないよ」……そんなところでしょうか。「やる気を出せ！」と言われたって、前項の「心を強くしろ」みたいなもので、〝そんな事言われたって……〟ですよね。

そんな時、嫌々でもまずは手を動かしてみる、体を動かしてみる。そうすると、その〝体を動かしてみる〟ことによって不思議とやる気が出てくるのです。それが「作業興奮」です。人間はそういう風にできています。

面倒でもとりあえずやってみるということが、実はやる気を出す1番のコツなのです。

なぜ、〝とりあえずやってみる〟ことでやる気が出るのでしょうか？　それは脳科学で言うドーパミンという〝やる気〟の成分が、脳の側坐核を刺激することにより出るからです。手足を動かしたり、脳を動かすことで側坐核に刺激を与え、やる気の元であるドーパミンが出ます。軽く体を動かすだけでもやる気になってくるのです。

逆に言うと、何もしなければ、手足も動かさなければ、やる気は出ないままです。家にこもっていたり、だらだらとテレビを見たり、ゴロゴロ寝転んだりしていてはやる気は出てこないのです。この図式はまるで、前章でご紹介した〝廃用症候群〟です。心にも〝廃用症候群〟のメカニズムが働いてしまうのです。

私も、たまに休みで家にいるときはゴロゴロ寝転んで雑誌をめくったり、ぼーっとテレビを見たりしています。こんな毎日が続くと〝引きこもり〟になってしまうのではと心配してしまいます。

年を取って仕事を辞めて家に引きこもることでうつや認知症になってしまう人が増えています。その原因は、何もやらないからです。身体を動かさないからです。

やる気がでないからこそ、ちょっとアルファビクスバンドを引っ張ってみる。こんなことがやる気を出すきっかけになってくれます。こんなことだからこそ、何よりのやる気を出す方法なのです。自分一人でやる気が出ないなら、そのお手伝いをするインストラクターが伺い、運動の指導をいたします。

3 心と体の関係

上向き加減なら気持ちは前向き、俯き加減ならふさぎがち……これを単なる外見上の「印象」だと思っている人は少なくないだろうと思います。

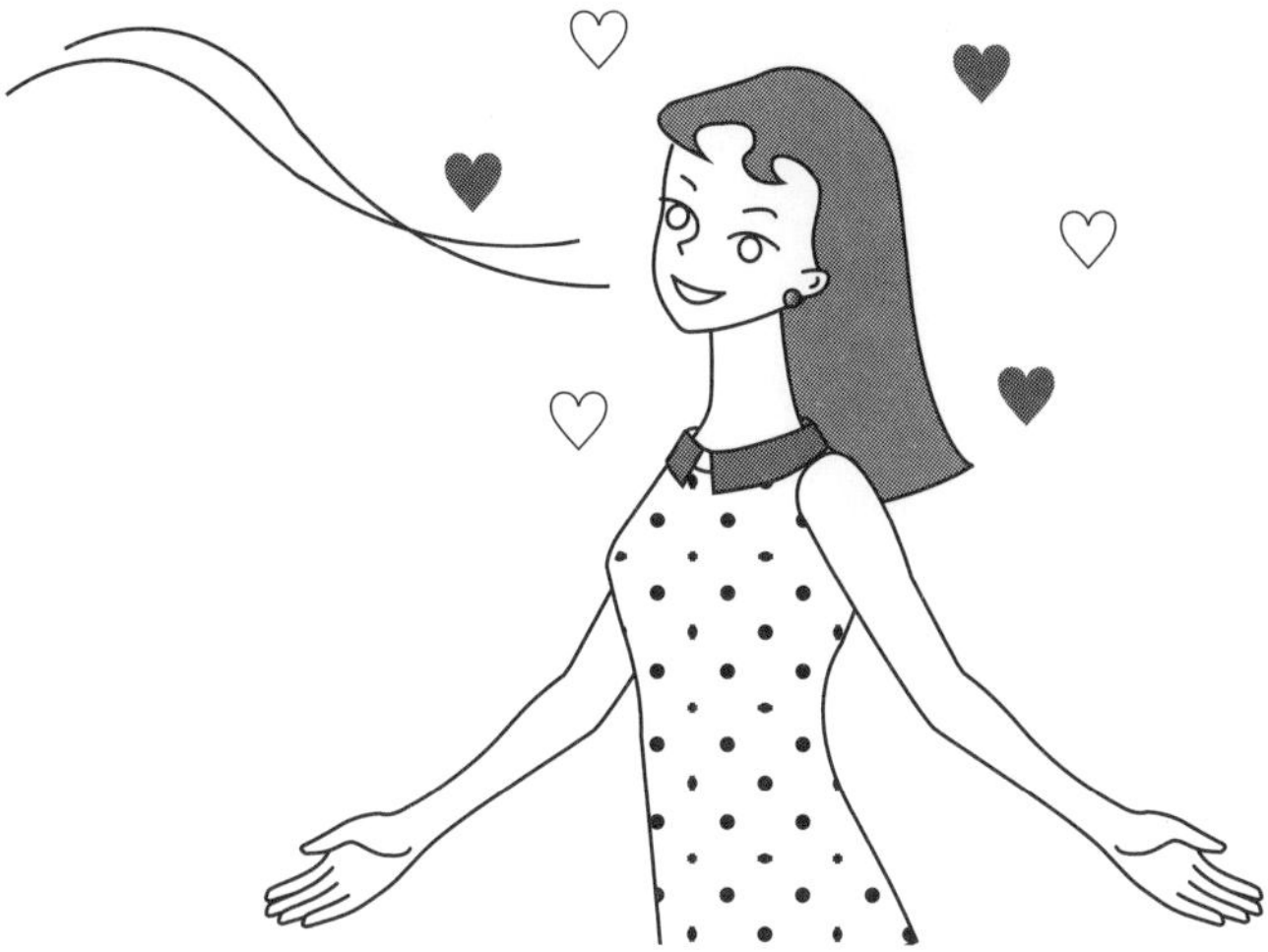

とんでもない！　本当にそうなのです。

試しに、胸を開くようにしながらちょっと上を向いてみてください。上を向いた状態ではマイナス思考やネガティブ思考はできないでしょ。悩みを抱えていたとしても、その悩み自体が解決される訳でもないにもかかわらず、「そんなこと、どうだっていいかも」と思えてくるかもしれません。大らかでポジティブな自分が発現するのです。

胸を開き視線を上に向けていると脳は気持ち良さを感じ自分は元気だと思い、ポジティブな考えになるのです。逆に下を向いて背中を丸めていると脳は不幸に感じ、暗く、辛くなるのです。感情と体の動きは密接にリンクしています。

心に関係する脳内物質で代表的なものが3つ

あります。ドーパミンはポジティブな状態を作り、ノルアドレナリンはネガティブな状態を、そして中庸な平穏な感覚を作るのがセロトニンです。東邦大学医学部名誉教授の有田秀穂先生はこれらを心の三原色といい、心のバランスを保つ鍵になっているセロトニンの重要性を述べています。

心の平静を作るのがセロトニンですが、このセロトニンはリズミカルな運動で分泌が促されることが分かっています。

運動不足はこのセロトニンの分泌を低下させます。うつ傾向の原因の一つは運動不足だと私は思っています。また、セロトニンの前駆物質であるメラトニンは、朝日などの光に関係があると言われています。

日を浴びて外で上を向いてアルファビクスバンドを引っ張るというのは脳内のホルモンバランスを整えて、健康的な心を作ることにもなるのです。

4 うつの思考と運動との関係

私は薬を使わない精神科医宮島賢也先生が考案したメンタルセラピーも広めています。メンタルセラピーの考え方は未来志向で問題解決的な新しいカウンセリングの手法です。

うつになりやすい傾向の方はネガティブ思考でマイナス思考の人が多いのです。そして姿勢の悪い人が多いのです。メンタルセラピーでは考え方を変えることでうつを改善していきます。でも、考え方を変えていきましょうと言ってもなかなか思考をプラス思考に変えていくことが難しい人が多いのです。

そんな時は体から思考を変えていくのが一番確実かつ手っ取り早いのです。

胸を張り、視線を上に向ける、この姿勢を続けるだけで、脳は元気に幸せ思考になるのです。

メンタルセラピーでは、起こったら困ることを心配するのではなく、起こったら嬉しいこと、楽しいことを考えます。それだけで、嬉しいことが起こってくるのです。

過去の辛かったこと、苦しかったことを変えることはできません。でも解釈は変えることができます。今の幸せは過去のあの辛かった出来事があったからと考えられるようになると、不思議にうつを克服できます。

メンタルセラピーはポジティブシンキングとも違います。ポジティブシンキングのように無理に頑張って積極的な考え方をするのも辛いものです。

メンタルセラピーはハッピーシンキング。ラクに幸せに楽しく生きましょう！　と提案しています。

筋トレも同じです。辛く苦しく頑張ってどうするのですか。ボディコンテストに出て優勝を目指すならそれもアリですが、あなたは何のために筋トレをするのですか？　健康のために筋トレをするなら、大丈夫。

アルファ脳波に導く音楽に合わせて腹式呼吸をしながらゆっくり体を動かすアルファビクスはラクに気持ち良く筋トレができるのです！

5　アルファ脳波とは

心の中そのものではありませんが、近いところを表す指標に脳波があります。

アルファ脳波はリラックスしている時の脳波の状態です。脳波は脳細胞が活動している時の電気的な振動です。この脳波を振動数によって大きく4つに分類します。運動をしたり、仕事をしたり、緊張している時は脳波が早く振動しています。このような状態をベータ波状態といいます。脳波の振動数は1秒間に14回以上振動する状態。14ヘルツ以上の状態です。（脳波が1秒間に何回振動するかをヘルツの単位で表します）

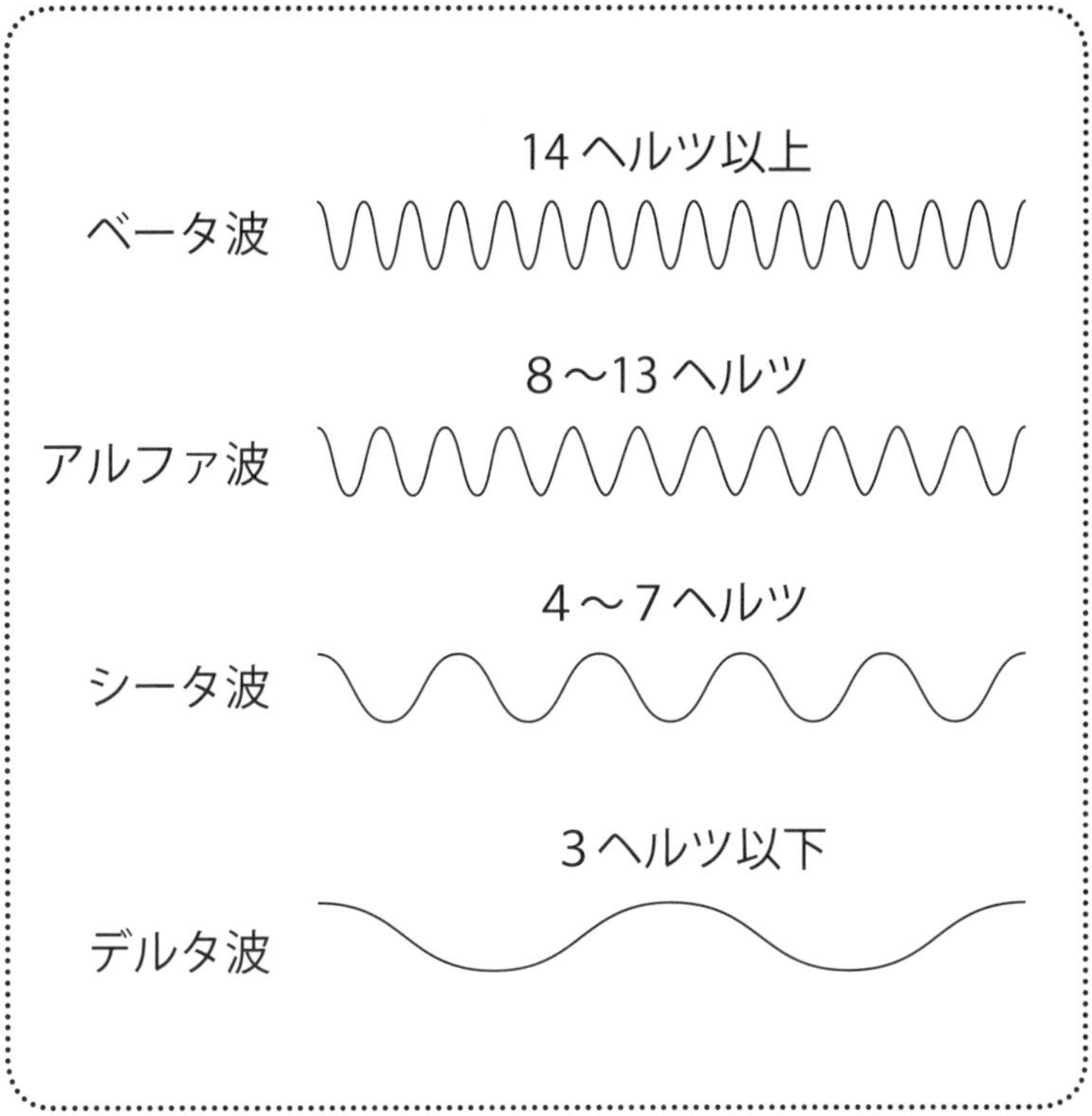

それが一息ついてお茶を飲んだり、お風呂に入ったりしてリラックスすると脳波の振動数がゆっくりになってきます。このような状態をアルファ波状態といいます。脳波の振動数は13回から8回振動する状態、13ヘルツから8ヘルツの状態です。

もっと脳波の振動数がゆっくりになってくるとコックリコックリと居眠りが出るような状態になります。このような状態はシータ波状態。脳波の振動数は7回から4回振動する状態。7ヘルツから4ヘルツの状態です。

もっと脳波の振動数がゆっくりになると完全に眠り込んでしまいます。このような状態をデルタ波状態。脳波の振動数は3回以下。3ヘルツ以下の状態です。

そして脳波がゼロになるとご臨終ということで脳死状態になります。現在、私達人間の死の判定を心臓の停止と共に、脳波がゼロになった状態をもって死の判定にしています。

誰もがリラックスしている時の脳波の状態はアルファ波状態ですが、このアルファ波状態も3つに分類するとファーストアルファといわれる13ヘルツから12ヘルツのアルファ波状態、ミッドアルファは11ヘルツから10ヘルツ、そしてローアルファが9ヘルツから8ヘルツです。

集中して暗記をするのに相応しい脳波の状態はミッドアルファ。そしてリラックスするためには脳波をローアルファ波状態にするのが効果的です。

そしてこのローアルファ波状態に導きやすいのは音楽。それも1分間60拍4分の4拍子の音楽と言われています。

本書でご紹介するアルファビクスは、もともと企業のストレスマネジメントの研修プログラムとして考案したエクササイズです。体を動かしながらリラックスができるようにするためにはこの音楽が重要だと考え、アルファ波状態に導きやすい1分間60拍4分の4拍子の音楽に合わせて腹式呼吸を行ないながら運動をします。

1分間60拍は安静時の心拍数です。この心拍を刻むために低音部分を1拍1秒で刻む音楽をオリジナルに作成しています。

アルファビクスの名称はアルファ波状態に導く1分間60拍4分4拍子の音楽に合わせてゆっくり腹式呼吸を行ないながら有酸素運動をするというところからきています。つまり、心も視野に入れた肉体トレーニングなのです。

うつの改善のためにメンタルセラピーと共にアルファビクスを活用しています。

うつや心の改善に、決定的に有効な手立てはない、と考えている方も多いでしょう。そんなことはありません。体を動かしたり、音楽や呼吸や脳波コントロールといった外的要因からのアプローチという、確実に有効な手立てがあるのです。

そして、心の問題も「疾患の治療」という風には考えずに、身体能力と同じように「向上させる」とぜひ考えてみて下さい。トレーニングするのです。

トレーニングは、続ければ必ず〝向上〟していくのです。

6 アルファビクスが心理面に及ぼす影響

アルファビクスがメンタルに作用することを実証するために、筑波大学大学院の橋本佐由里准教授のアドバイスにより、同大学院の宗像恒次郎教授によって開発されたSAT（Structured Association Technique）という心理テストを用いて心理データを検証しています。

◎アルファビクスが心理面および免疫機能にもたらす影響の検証実験

被験者：成人女性9名（38歳±11歳）

方法：アルファビクスを毎週1回（1時間）行ない、SAT心理テストを実施（アルファビクス開始前、1か月後、2か月後の3回）して比較を行なった。また、免疫機能の変化をみるために、同時に採血検査も行なった。

その結果が37〜39ページのグラフです。

アルファビクスを毎週1回1カ月続けるだけで、自己価値感尺度や抑うつ尺度、自己否定感尺度が優位に改善されました。

アルフファビクスが心理面にもたらす影響（SAT心理テストによる検証結果）

自己価値観尺度：数値が高いほど自己肯定感大

抑うつ尺度：数値が高いほどうつ傾向大

自己価値観尺度

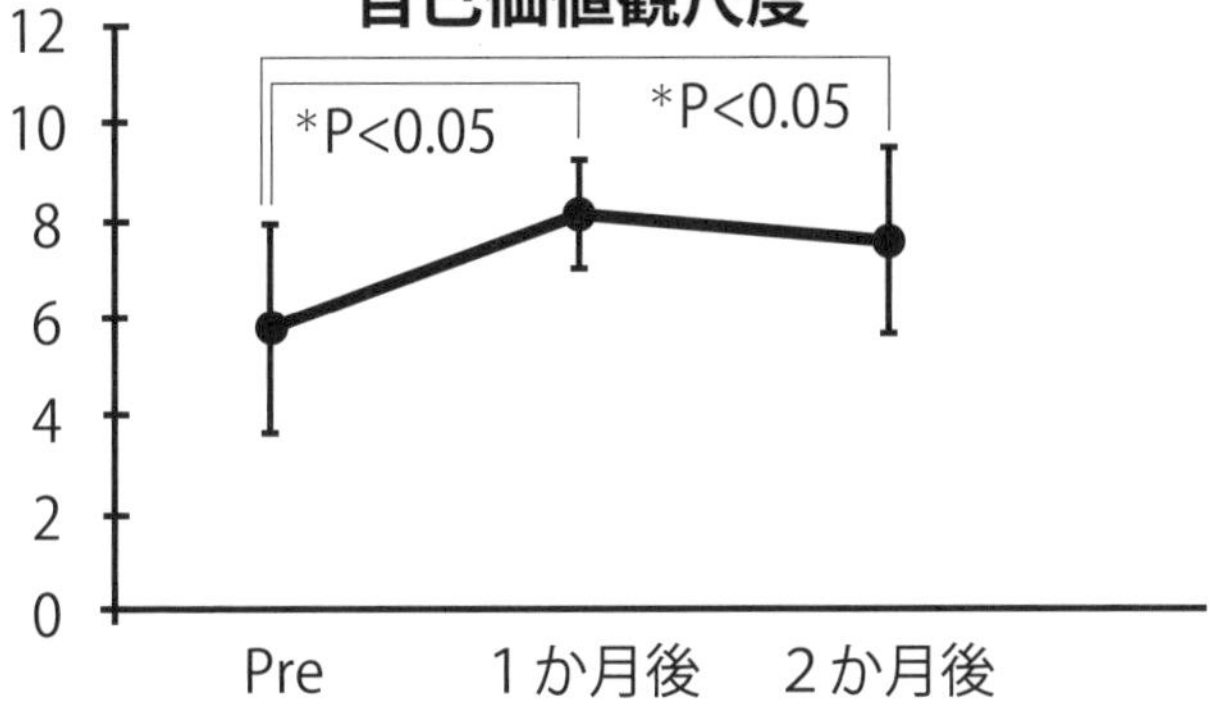

抑うつ尺度

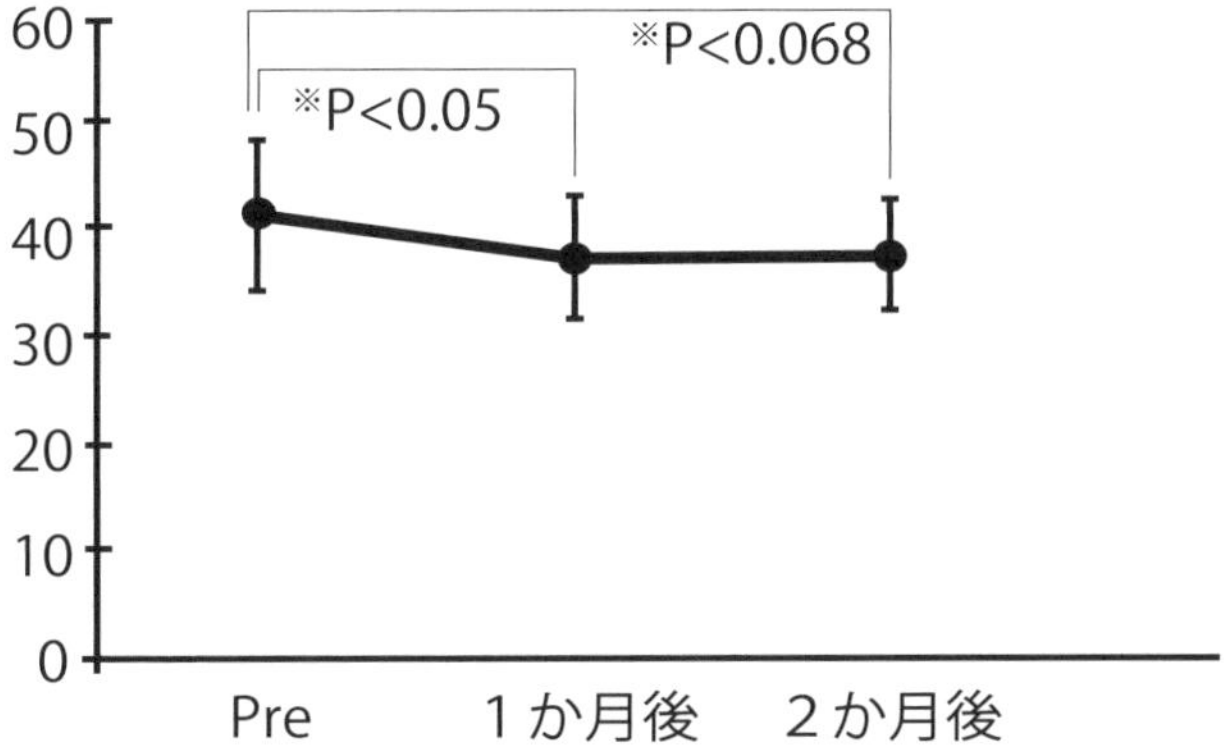

アルファビクスが心理面にもたらす影響
（SAT 心理テストによる検証結果）

自己否定感尺度：数値が高いほど自己否定感大

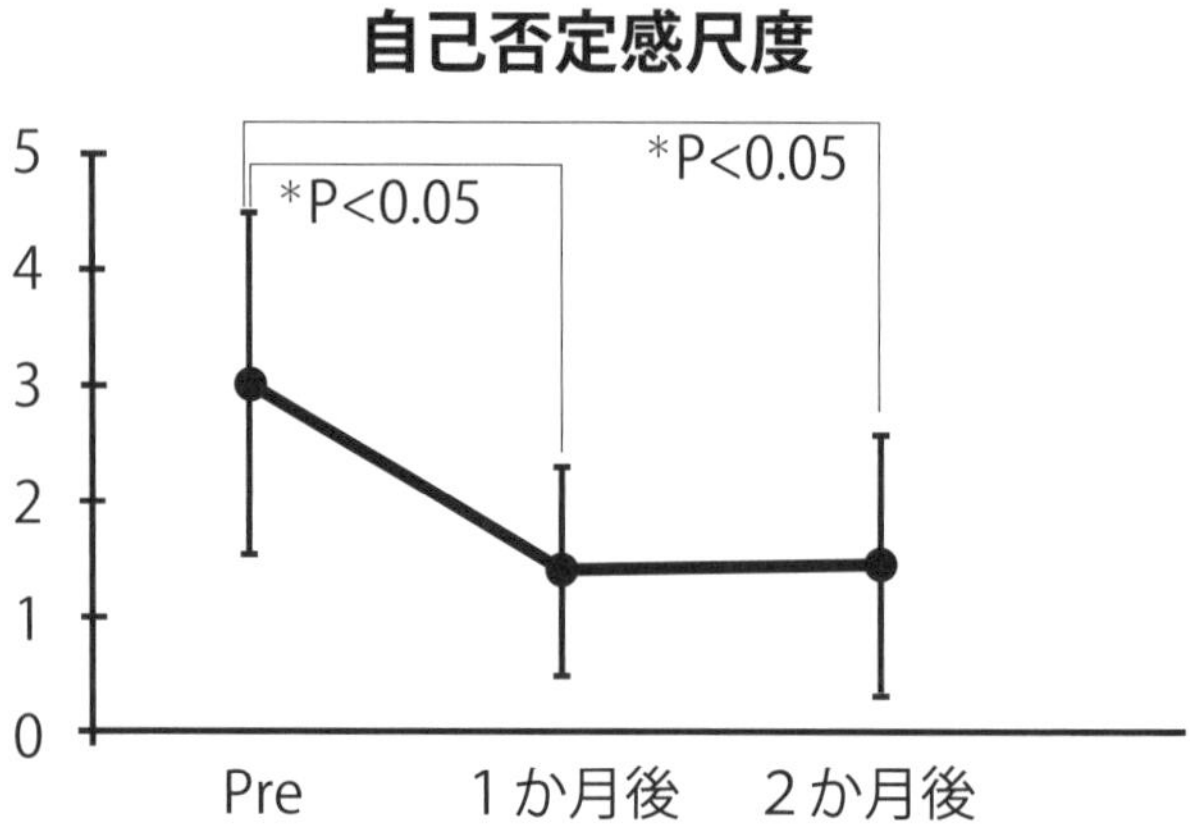

メンタルの部分は心理カウンセリングやメンタルトレーニングの類をやらなければ改善されない、と考えていらっしゃる方は多いのではありませんか？

しかしアルファビクスには確かにそれだけで心理面の改善作用があるのです。

さらに、アルファビクスを行なうことで、交感神経と副交感神経のバランスが良くなることを立証するために、メンタルセラピーを考案した宮島賢也先生にご協力をいただき、白血球分画も行ないました。

白血球はリンパ球、顆粒球、単球で構成されています。交感神経が優位の

アルファビクスが白血球にもたらす影響
（採血検査による検証結果）

リンパ球の割合：35 ～ 41%が適正値
顆粒球（好中球）の割合：60 ～ 64%が適正値

白血球におけるリンパ球の割合

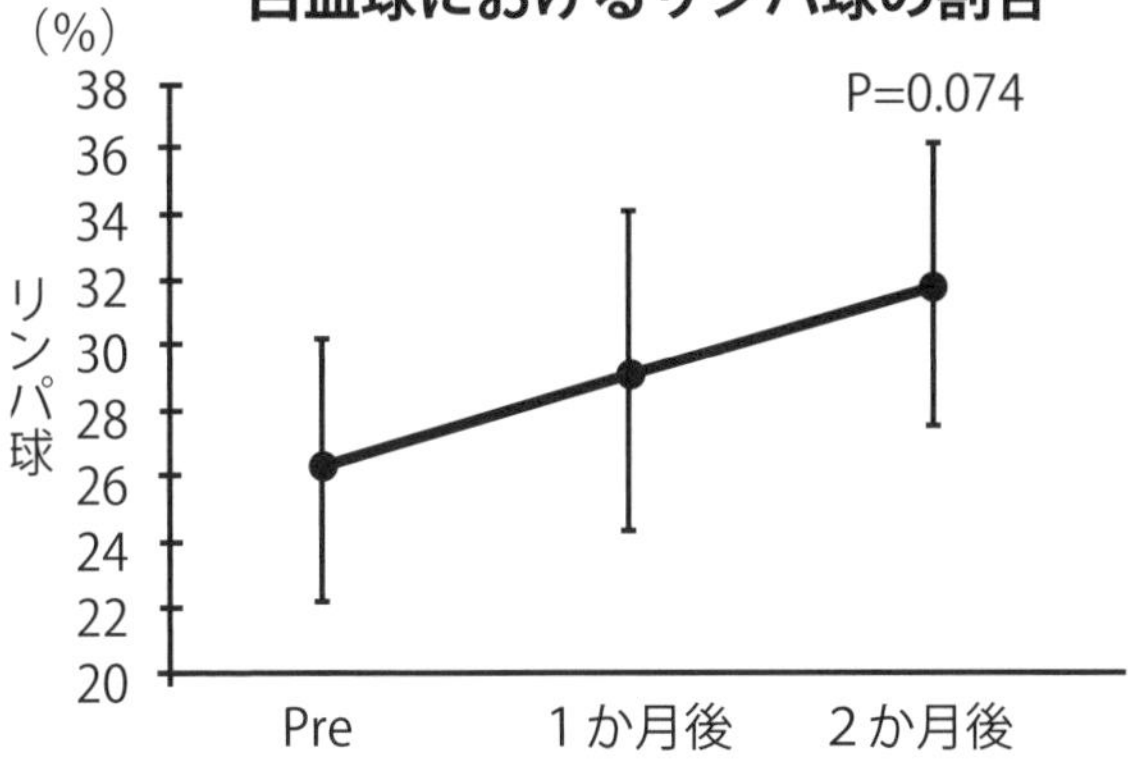

白血球における顆粒球（好中球）の割合

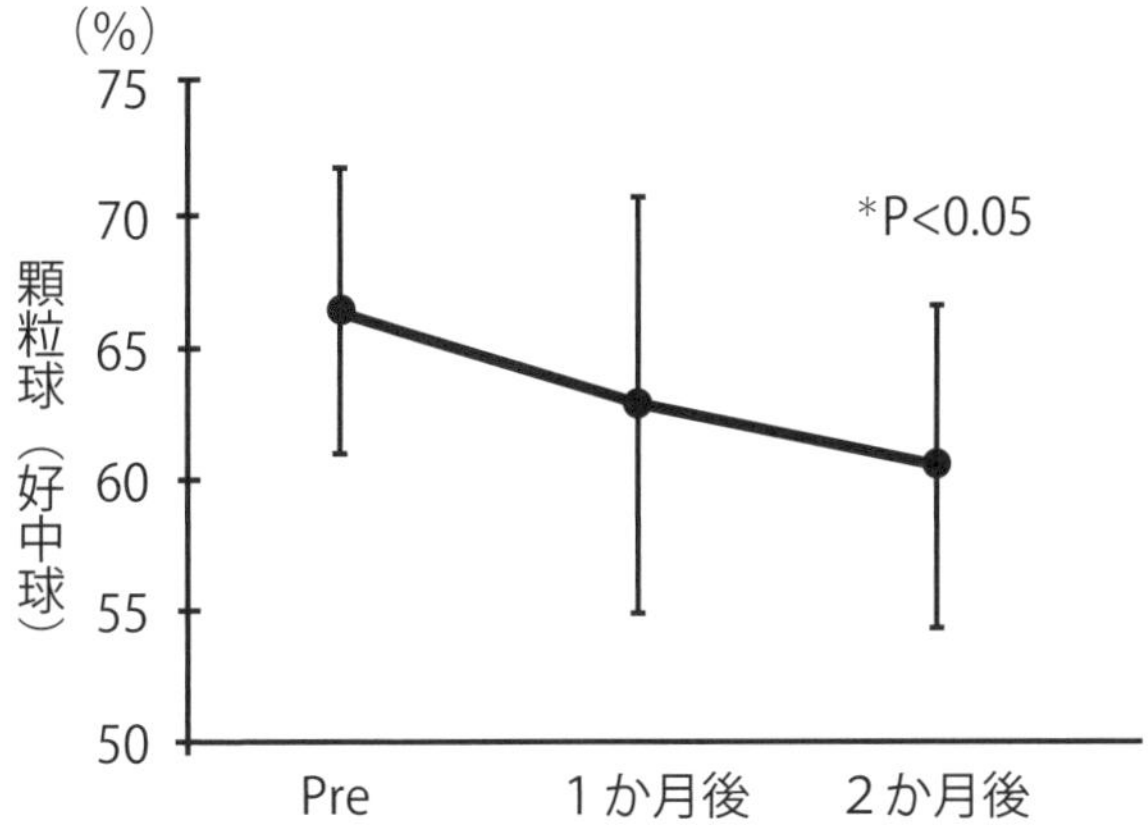

時はリンパ球は少なく、顆粒球は多い状態です。副交感神経が優位の時はその逆で、リンパ球は多く、顆粒球は少ない状態です。

でも多すぎても、少なすぎてもダメなのです。交感神経と副交感神経のバランスが良い状態はリンパ球が35%〜41%、顆粒球が60%から64%の状態です。このバランスを見るために宮島先生にご協力をいただき、アルファビクス実施前、1か月後、2か月後に採血を行ない、リンパ球と顆粒球の測定を行ないました。その結果、もともと低めだったリンパ球数値と高めだった顆粒球（好中球）数値が、1カ月後、2か月後と改善に向かった結果が出ています。

運動を、筋肉を発達させたり、よく動くようにしていくもの、とだけ考えてはいけません。逆にメンタルファクターを脳だけの問題と考えてもいけないのです。

体を動かす事を、メンタル面の改善に結びつけて考える方向性は、まだまだ浸透してはいないと思います。こんなに確実な方法もないと思うのですが。

7 運動と脳

体も脳も、それぞれ機能を最大限引き出すには、栄養と休養（睡眠）、そして運動がとても大切です。

運動すると気分がすっきりするのはストレスが解消されるから、筋肉の緊張がやわらぐから、あるいは、脳内物質のエンドルフィンが増えるから、とたいていの人がそんなふうに考えています。でも本当は、運動で爽快な気分になるのは、心臓から血液が盛んに送りだされ、脳がベストの状態になるからだと『脳を鍛えるには運動しかない』の著者ジョン・J・レイティは本の中で述べています。

運動が脳にもたらすそのような効果は体への効果よりはるかに重要です。筋力や心肺機能を高めることは、むしろ運動の副次的効果に過ぎず、運動するのは、脳を育てて良い状態に保つためでもあります。

運動をするとセロトニンやアドレナリンやドーパミンなど思考や感情にかかわる重要な神経伝達物質が増えることはよく知られています。

強いストレスを受けると脳の何十億というニューロンの結合が蝕まれ、うつの状態が続くと脳の一部が委縮してしまいます。しかし運動をすることで神経化学物質や成長因子が放出されてこのプロセスを逆行させ、脳の基礎構造を物理的に強くできます。脳も筋肉と同じで使えば育つし、使わなければ委縮してしまいます。

血流を良くする運動は認知能力と心の健康に強い影響力を持っている訳です。

私は「心と体の保健室」展開を行なっていて、病院に行って薬をもらう前に、心や体に不調を感じたら日頃の食生活や睡眠、そして運動を見直すことで自分の力で元気になっていきましょう、という取り組みを行なっています。

病院に行ってもお医者さんは症状を聞いて薬を出すだけです。どうしたら健康になれるかという相談にのってくれるわけではありません。

今の日本ではお医者さんに変わる健康相談をする所が必要だと思っています。それが「心と体の保健室」(https://mentaltherapy.jp/kokoro.html)です。

「心と体の保健室」ではメンタルセラピーや食事指導、ハーブの活用法、そしてアルファビクスを実践することで自分の力で元気になっていただきます。

アルファビクスは腹式呼吸を行ないながらアルファビクスバンドを引っ張る運動をすることで、筋肉を刺激しインナーマッスルを鍛えて、血流を良くするのですが、これはまさしく脳を鍛えるベストな運動なのです。

第3章

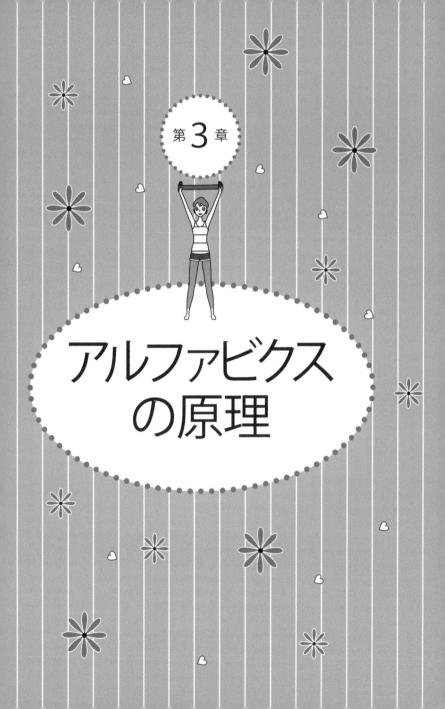

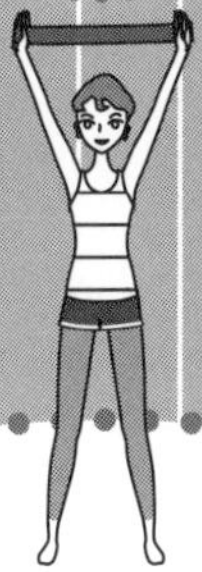

アルファビクスの原理

1 〝できない動き〟をさせてくれる!

アルファビクスはゴムバンドを利用したトレーニングです。ああチューブトレーニングかと想像される方も多いかもしれませんが、発想はまったく異にしているものです。

まずはアルファビクスで行なう〝ゴムトレ〟のコンセプトからお話ししたいと思います。

本トレーニングは、老若男女、体が動かしにくくなっているような方までもを視野に入れたものです。よってその運動は無理なく、体にやさしいものである必要があります。

無理なく体にやさしい運動、となると、太極拳、ヨガ、ピラティス、と思い浮かぶものがありますね。でも、これらには足りないものがあるのです。

次ページのイラストは、アルファビクスのメニューの一つで、基本的な運動です。どなたにでもできて、どなたにも、腿裏に心地よいストレッチ感覚を味わっていただけます。

さて、この何でもない運動なんですが、試しに、足に渡したゴムバンドなしに同じ事をやってみて下さい。おそらく、足を伸ばしてただ座った状態からこの位の角度まで足を上げられる方はほとんどいらっしゃらないと思います。つまりこのメニューは、人の動きを「独力ではかなわな

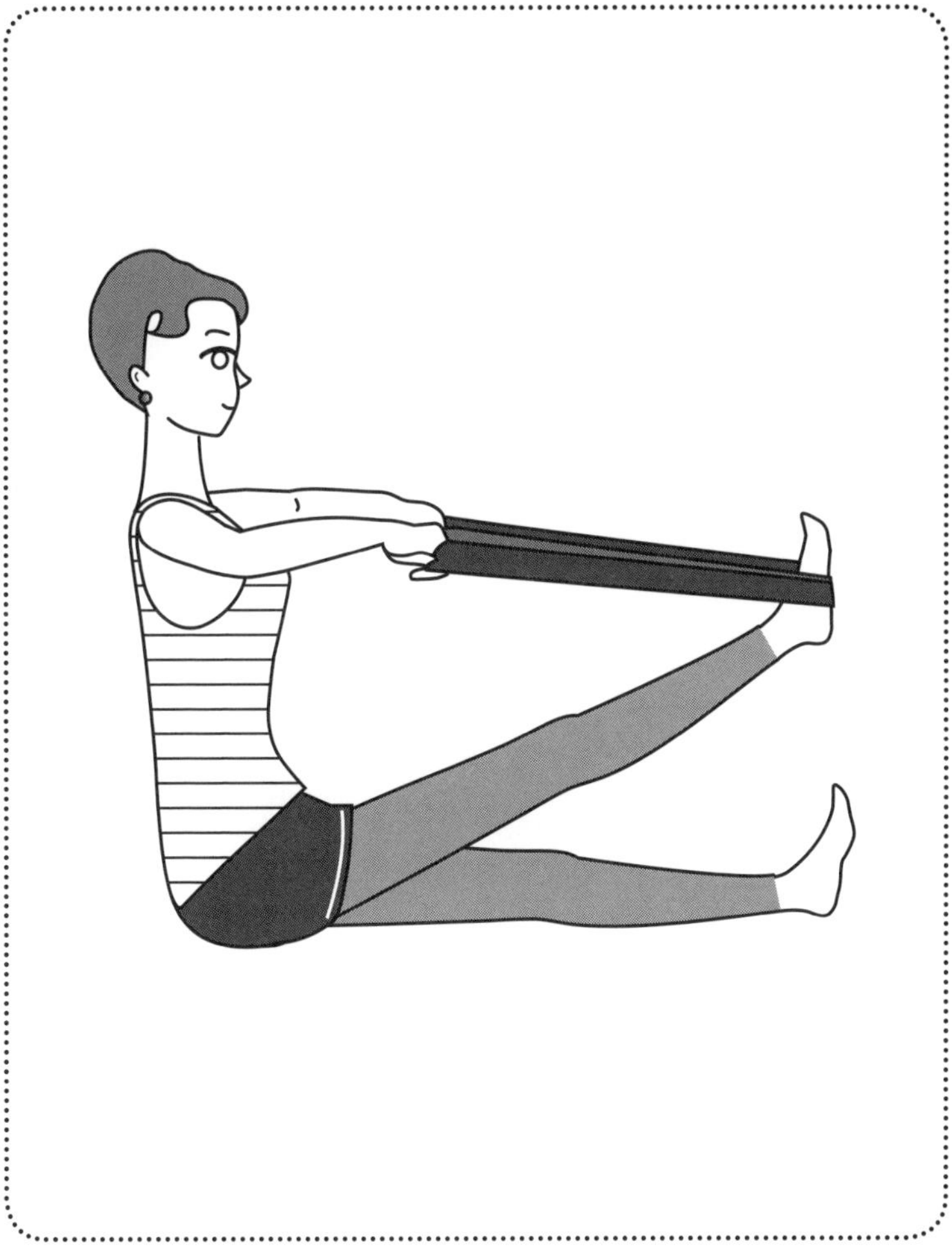

い領域」まで拡大させるものなのです。

前章まで述べてきたように、テーマの一つは〝脱・廃用症候群〟です。動かさなくなっている領域、結果として動かしにくくなっている身体部位を動かそうというのですから、無理なくとはいえ〝拡大〟の方向性が必要なのです。

体が凝り固まった時にする〝伸び〟が気持ちいいのは、グゥーと思いっきり伸びてこそです。普段の動きの範囲で無理なくそおっとする伸びなんて、ちっとも気持ちよくありません。

ゴムバンドの補助は、人の体の動きをちょっと拡大させてあげる事ができるのです。しかしこれを弾力のない、ただの紐で行なおうとすると、引き上げ方によっては、体に無理な負荷を与える事になってしまいます。ゴムを使う事によって、それを回避しているのです。

2 負荷があるから向上する！

次のページのイラストは、やはりアルファビクスの基礎メニューの一つです。

この運動に至っては、誰でもできますね。ゴムベルトなしでも、どなたでもできる、そんな簡単な運動です。しかし、ゴムベルトなしでこの運動をやっても、効果は低いのです。

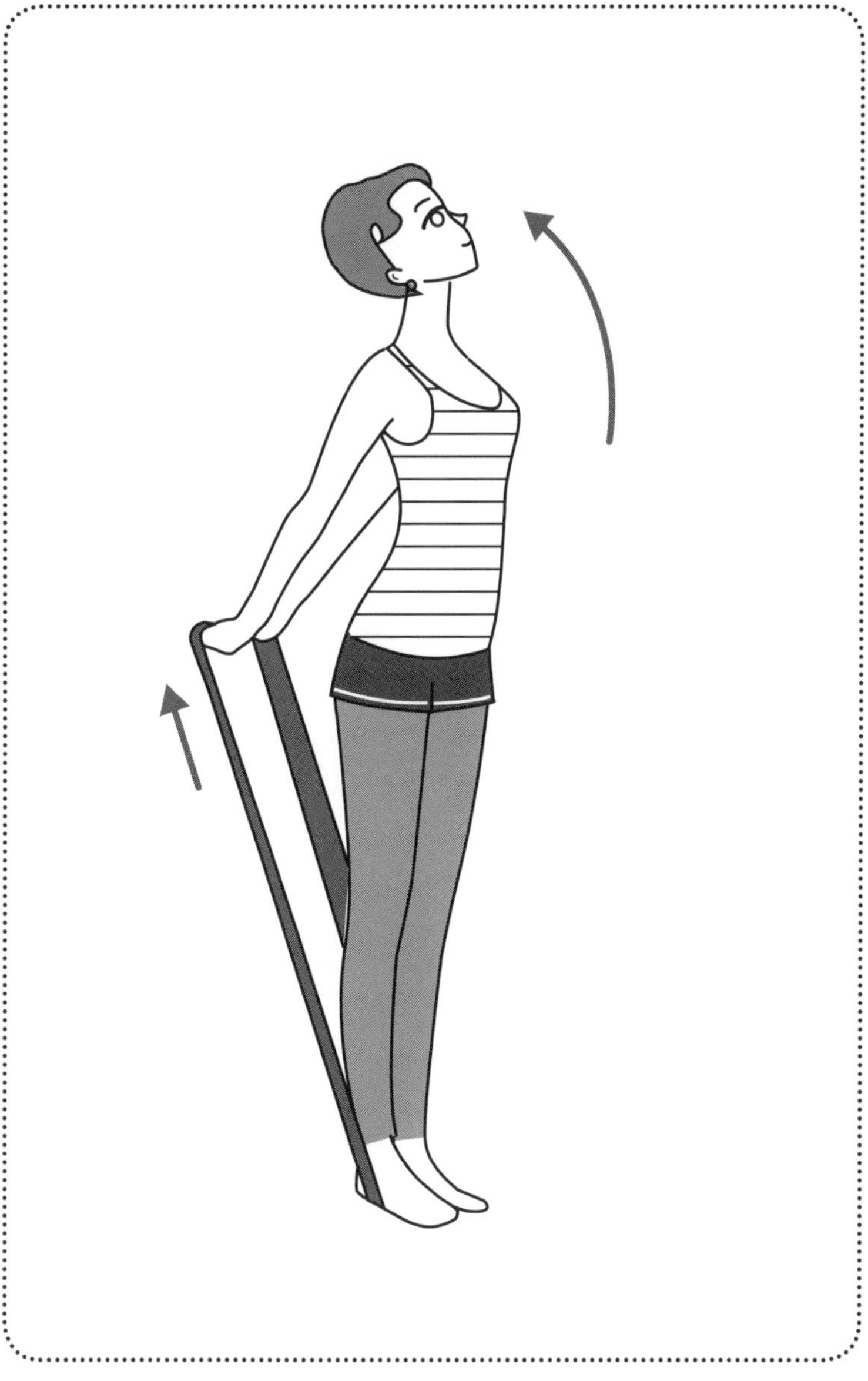

ゴムバンドを使用する事によって、腕には負荷がかかります。この負荷こそが、〝脱・廃用症候群〟を実現するために、必要なものなのです。

負荷のない運動には向上が伴いません。ただ動いているだけなのです。アルファビクスのメニューにおいては、オリジナルのゴムバンドを使用する事によって、基本的にどんな運動にも、負荷が生じます。

すなわち、これを繰り返しているだけで、必ず筋力が向上するのです。

ダンベルを握りしめて行なうような高負荷トレーニングは、きつくて長続きしませんが、その点アルファビクスのゴムベルトによる負荷はさほどきつさもなく、むしろ快感とやり甲斐が伴うものです。この、適度な負荷運動による達成感、という所が大事な要素なのです。

3 〝開く〟運動の底力

次ページのイラストは、やはりアルファビクスのメニューの一つであり、肩こりの解消を目的とした運動です。

手を上げる動作が大事そうですが、実は引き下げている逆側の手こそが重要なのです。

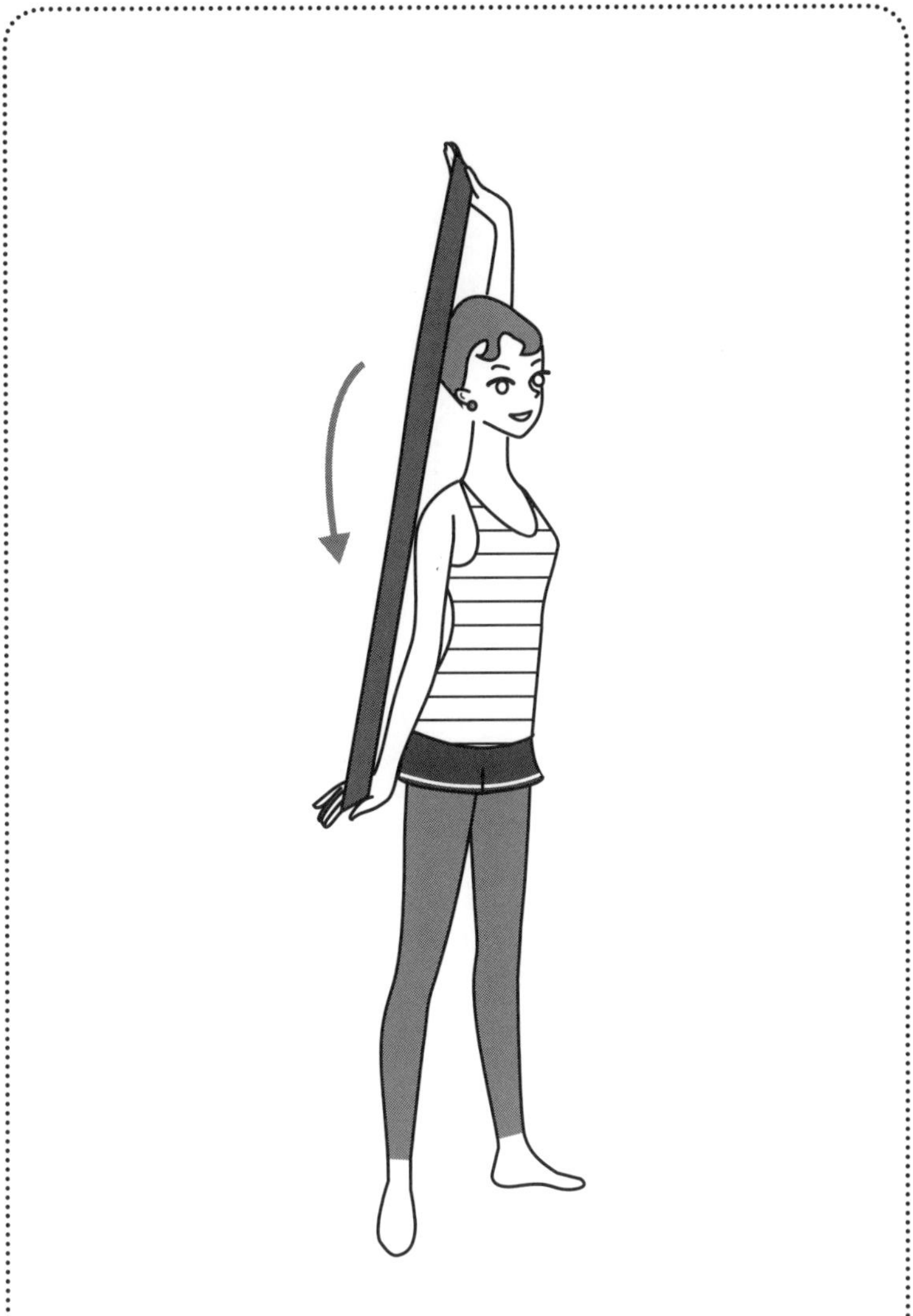

試しに、ゴムバンドなしで、片手を差し上げて伸ばしてみて下さい。次に、片手を差し上げると同時に、逆側の手を引き下げて、体幹を中心に〝開く〟ような要領で伸ばしてみて下さい。〝開く〟方が、差し上げた手がより高く上がるのを実感していただけると思います。逆側の手は引き下げている訳ですから、ブレーキをかけているような印象なのに、不思議ですよね。

中国武術には「十字勁」という体の使い方があります。筋力を鍛えて大きくして、というのでなく、今の筋力量のままで大きな力を生み出そう、という技術です。つまりは、合理的な体の使い方、という事です。

「十字勁」とは、〝開く〟ような体の使い方です。

例えば、片方の腕でパンチや肘打ちなどの攻撃をするとします。この時、同時に逆側の手を、攻撃とは反対の方向に作用させるのです。結果として両腕は、自分を中心に〝開く〟形になります。片手だけ使うよりも、こちらの方が大きな威力となるのです。

片手を伸ばそうとする時、その片手だけ伸ばすのが最も合理的で、効率が良いように思えます。でも実は、逆側の手も使って〝開く〟動作にした方が、体の奥の方から使われるようになるのです。

〝バランス〟も重要な要素です。

人間の体は、片側だけ動かそうとすると、どうしても、体幹が安定せず、運動が浅いものにな

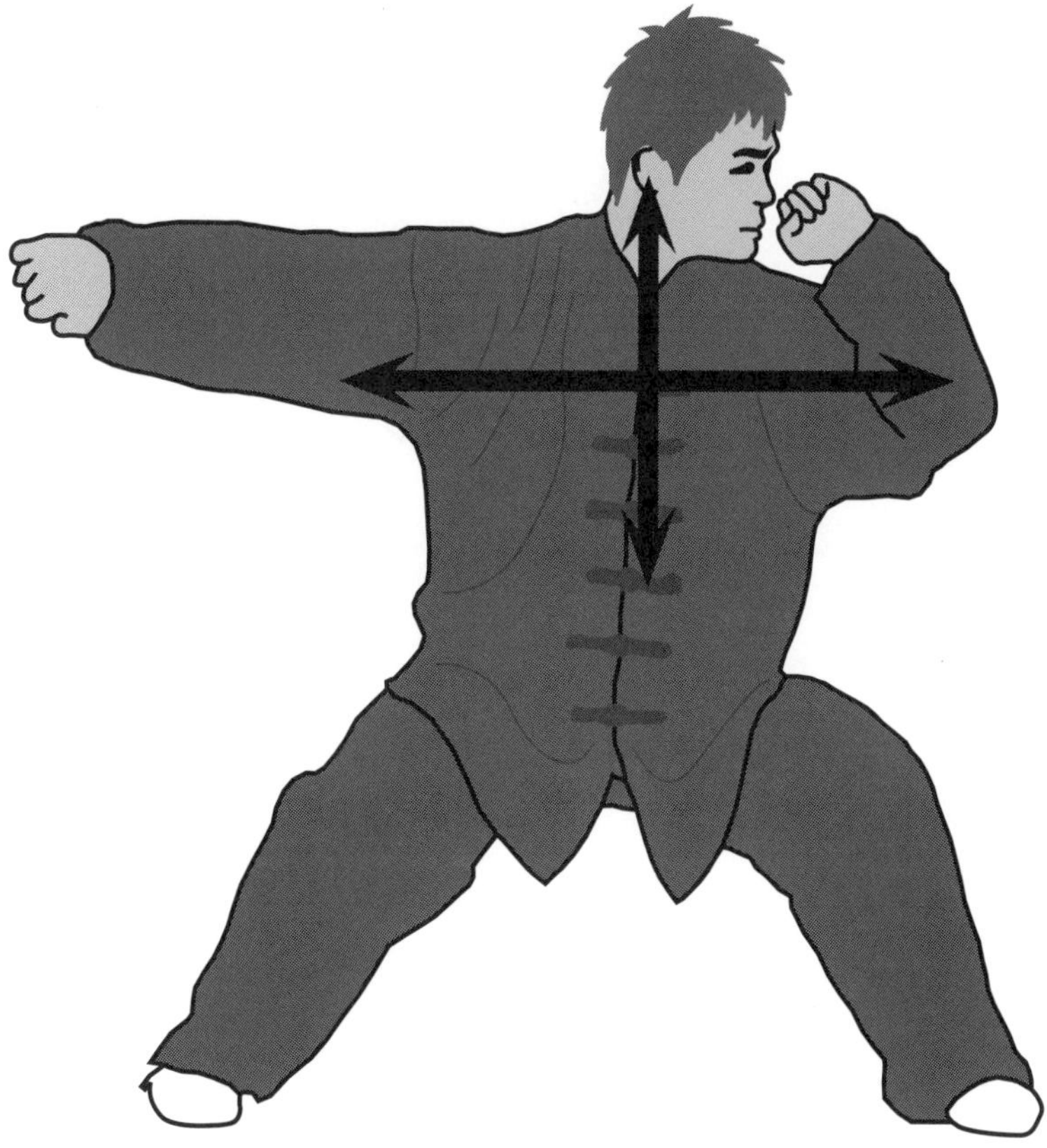

りがちになります。ダンベルやマシンを使ったトレーニングでは、むしろ体の一部位に、ピンポイントにきかせようとしがちです。でも、それでは〝気持ちの良い〟運動にはなりません。アルファビクスのトレーニングは、シンプルなゴムバンドを使う事によって、自然に運動がバランスのとれた、体を深いところから動かすものになっているのです。

4 〝ゆっくり〟と腹式呼吸の効果

アルファビクスは〝ゆっくり〟行なう事も大きな特徴の一つです。

筋力トレーニングの方法の中でも、ゆっくりした動きで行なうスロートレーニングは急激な心拍変動や血圧上昇がみられず安全に実施することができ、かつその効果の深さでも近年注目されています。

このゆっくりとした動作を再現するためには運動時に〝ヨーガの呼吸法〟に合わせるのもひとつの方法です。ヨーガの呼吸法には、8秒間で息を吐いて、8秒間で息を吸う下部呼吸（腹式呼吸法）があります。この呼吸法に合わせることで「ゆっくりした動き」を容易に再現できると考えたのがアルファビクスです。

私はヨーガの師範でもあります。ヨーガの呼吸法やゆっくり体を動かすことはストレスをマネジメントするのに非常に効果が高いと言われています。ヨーガの呼吸法は、意識的に調節できる呼吸運動の特性に基づき、目的をもって意識的に行なう呼吸法です。

東洋には紀元前700年前後から養生法として存在し、呼吸法の目標は〝心身の調和を図る〟ことにあります。ヨーガの呼吸法は、専門的には調気法と呼ばれ、多くの種類があります。その基本は「完全呼吸」です。これは①肺の上部呼吸（鎖骨呼吸）、②中部呼吸（肋間呼吸）、③下部呼吸（腹式呼吸）の3つの総合の呼吸法で、鼻孔を通して吸息も呼息も腹部から徐々に上へ向かうゆっくりした呼吸です。

しかしヨーガの呼吸法やポーズだけでは筋力低下の問題は解決されません。またヨーガのポーズは体の堅い人にとっては難しいポーズが多いのです。

アルファビクスはアルファビクスバンドが運動の補助の働きをしますので、体の堅い人でも、運動の苦手な人でも、妊婦さんでも高齢者でも行なえます。この〝無理なく行なえる〟そしてかつ〝バンドが動きを伸ばしてくれる〟という要素は、心身にストレスのない、本当に気持ちの良い運動というものを与えてくれます。

また、アルファビクスバンドを使うことで、適度な負荷をかけ、筋肉が向上します。私は筑波大学大学院博士課程 人間総合科学部スポーツ医学専攻で筋電図を使って筋肉の動きを研究しています。

私の博士論文は「腹式呼吸に合わせゴムバンドを使いながら緩徐に行う運動の効果」ということで、全てアルファビクスを使ってデータを出しています。

例えばアルファビクスの腹式呼吸でバンドを使ってゆっくり行なうワイドスクワット動作が大腿筋群の筋活動に及ぼす影響を調べています。その結果の一部をご紹介します。

アルファビクスのワイドスクワットは腹式呼吸を行ない、アルファビクスバンドを引っ張りながらゆっくり行ないます（次ページ図参照）。

一般には、下肢の筋力トレーニングを行なう際に上肢の動きを入れることはほとんどありません。アルファビクスは上肢の動きに合わせながらスクワットなどの下肢の動作を行なうことが多いのです。

本研究では、次の3つを比較しました。

A　一般的に速い動作で行なわれるワイドスクワット

B　ゴムバンドを使ったアルファビクスのワイドスクワット（通常呼吸）

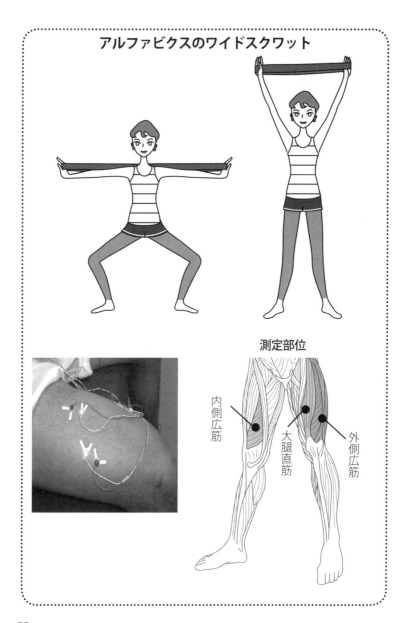

アルファビクスのワイドスクワット

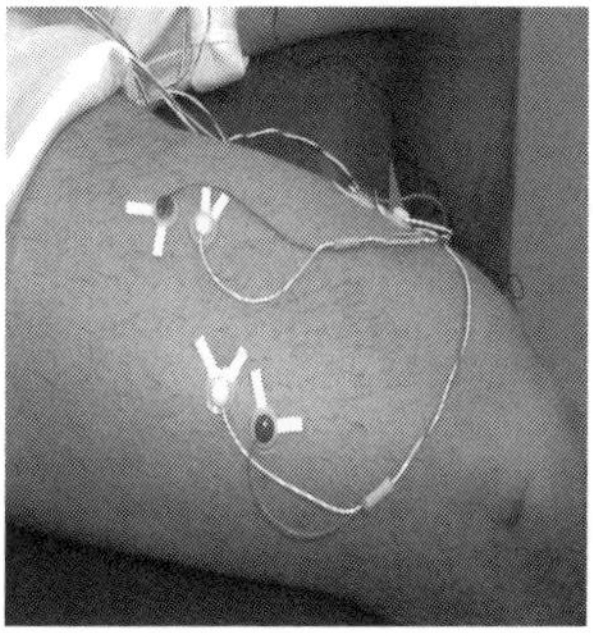

測定部位

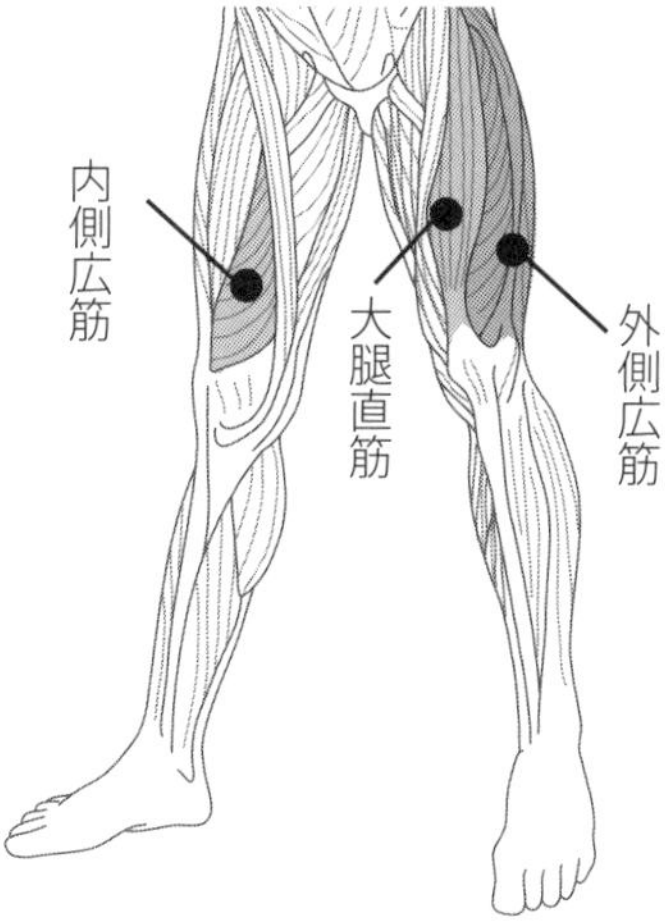

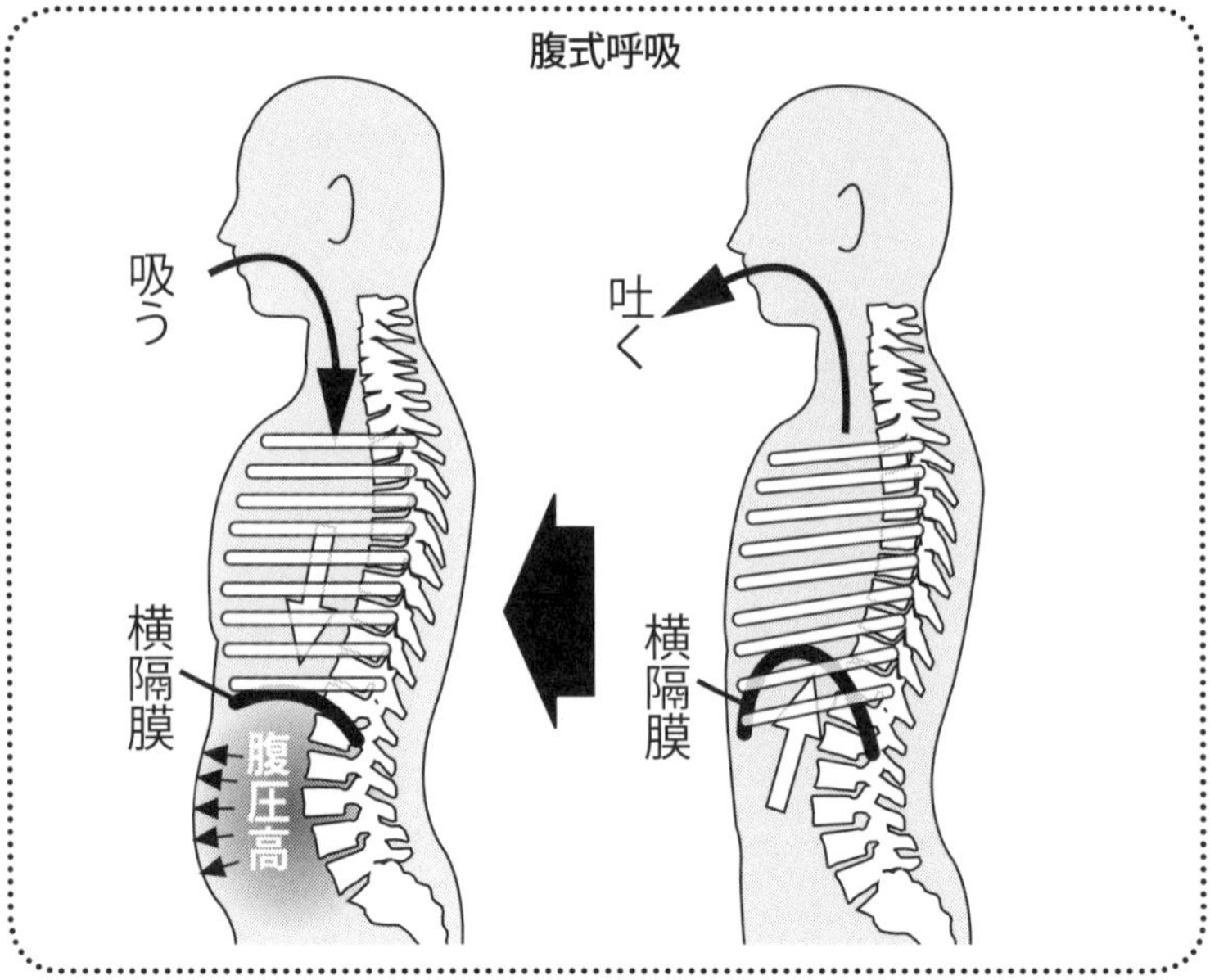

C　ゴムバンドを使ったアルファビクスのワイドスクワット（下降時に呼気8秒、上昇時に吸気8秒）

健常な大学生に被験者になっていただいて、筋電図を用いて検証しました。

① 腹式呼吸に伴う身体メカニズム

アルファビクスは腹式呼吸に合わせながら行ないます。

腹式呼吸は横隔膜呼吸ともいわれ、息を吐くときは腹腔を縮め横隔膜を押し上げ、息を吸うときは横隔膜を押し下げて腹腔を膨らませるように行なう呼吸法です。

腹腔は上部を横隔膜により胸腔と仕切られ、前面を腹壁によって外部と仕切られた

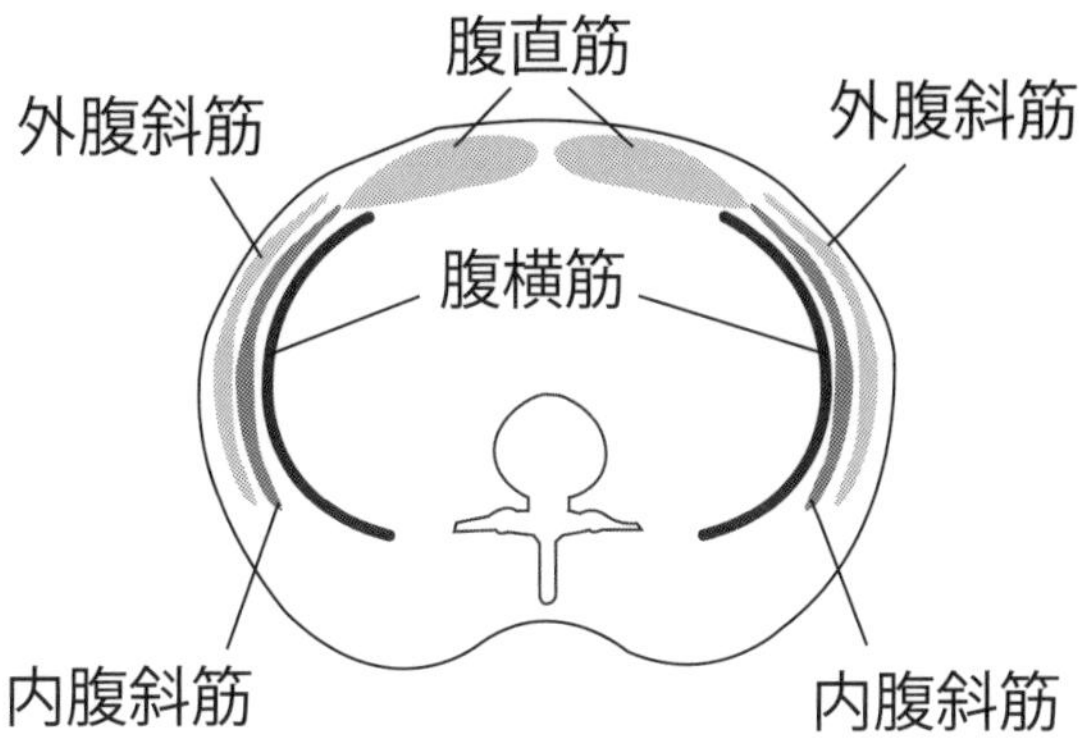

空間です。横隔膜や腹筋群（腹直筋、内腹斜筋、外腹斜筋、腹横筋）の活動は腹腔内圧の上昇に貢献すると同時に、これらの筋は呼吸における主動筋です。横隔膜の収縮は、横隔膜腱中心を下方に引っ張り、胸腔の体積を増大させることで吸気を作り出します。

他方、腹筋群、特に腹横筋の収縮は腹壁を後方に引き込み、腹腔へ前面からの圧力を加えることで、横隔膜を上方に押し上げ強力な呼気を生み出します。これらのことから呼吸動態（息を吸った状態か息を吐いた状態か）は腹腔内圧の高低に大きな影響を与えるものであると同時に、体幹筋群の活動に大きな影響を与えるものと考えられます。

実は、脚だけの運動のように見える通常のスクワットも、上半身の働きが大きく関与した運動なのです。よって、腹式呼吸による腹腔、体幹筋群の働きは、脚

A　一般的に早い動作で行われるワイドスクワット

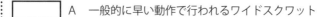

B　ゴムバンドを使ったアルファビクスのワイドスクワット（通常呼吸）

C　ゴムバンドを使ったアルファビクスのワイドスクワット（下降時に呼気８秒、上昇時に吸気８秒）

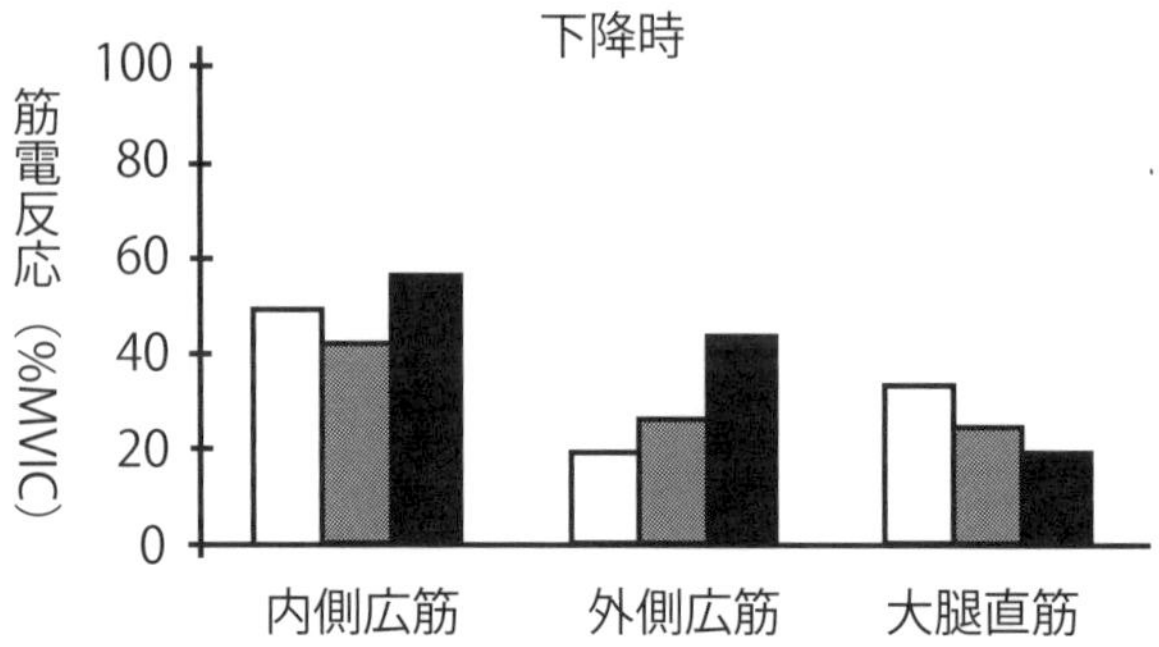

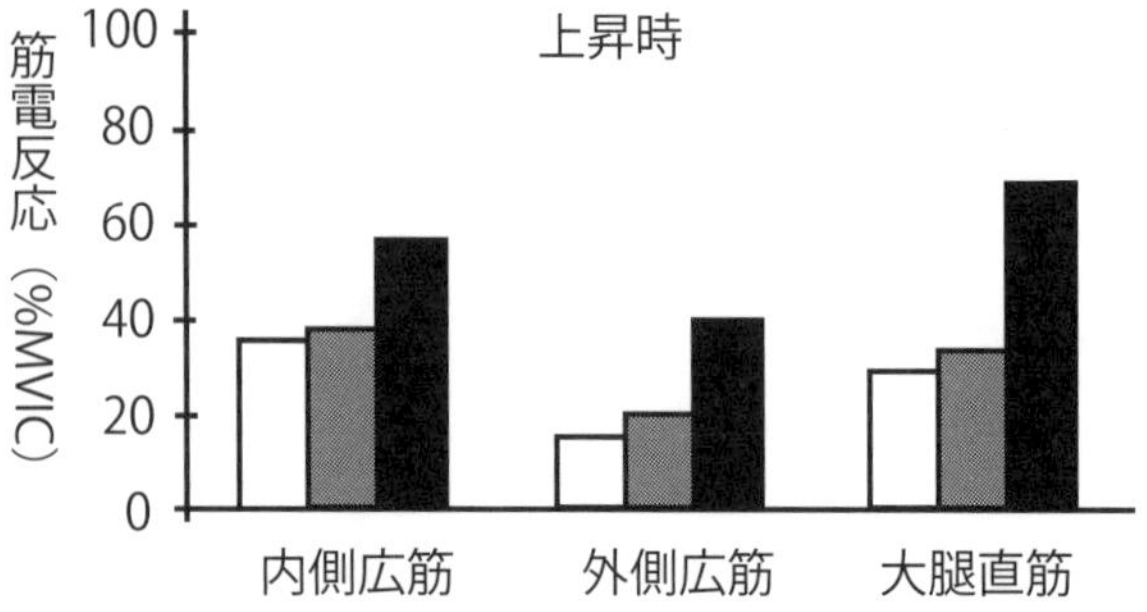

の筋電測定値にも顕れるのです（前ページグラフ参照）。

② 測定結果

体を持ち上げる時の測定値はいずれの筋肉もCのゆっくりとしたヨガ呼吸を伴ってのワイドスクワットで一番大きな値を示しました。これは、使うべき筋肉が効率よく大きく稼働している事を示しています。通常呼吸のワイドスクワット（B）と比較しても大きな値を示している事から、ゆっくりとした呼吸の影響が少なくない事がわかります。

下降時の分析は、少し難しい点があります。それは、本来体を落とすために、筋力は必要とされないからです。ここに顕れる筋活動は、必要以上に体を落とさないための〝ブレーキ〟をかけている作用と考えられます。これは、体を落とす動き自体に恐れがあったり、転んだり体を痛めたりしないよう警戒する気持ちが強かったりすると、必要以上にいくらでも上がるところです。

この「下降運動」において、大腿直筋は特異な傾向を示しました。ここだけ、ゆっくりした呼吸で行なうワイドスクワットの数値が少ないという、逆の結果になったのです。

内側広筋、外側広筋との兼ね合いもあって、断定的に語れない点もあるのですが、太腿前面にあり〝ブレーキ筋〟の代表格的に呼ばれる事も多い大腿直筋の活動が抑えられているのは、運動が合理的に行われている結果なのではないかと思います。

ゆっくりと息を吐くことによって腹横筋が効率良く収縮し、体幹筋が安定します。この事によって、大腿部の筋活動が無駄なく合理的に行われたのではないかと考察しています。

アルファビクスは、8秒間息を吐きながら動作を行ない、8秒間息を吸いながら行なうゆっくりした運動です。この〝ゆっくり〟の部分だけとると、激しい運動ができない人が仕方なくゆっくり運動を行なう、みたいな印象を持つ方もいらっしゃるかもしれませんが、このように、運動効果としてむしろ高いものなのです。

体に負担が少なく、不自由がある方にもやりやすい運動である事は事実です。でも、アルファビクスの運動は「これしかできないから仕方なくやる」ようなものではなく、合理的だからこそやりやすく、効果も大きく、気持ちも良く、だからこそ続けられる、というものなのです。

第4章

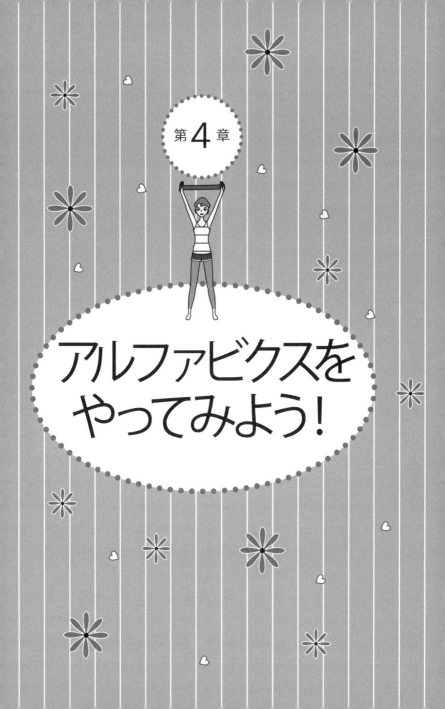

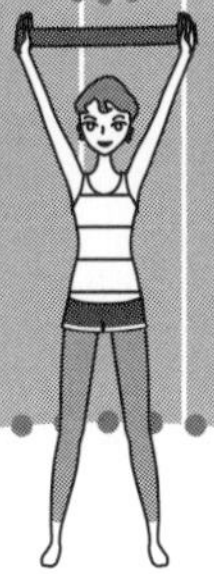

アルファビクスをやってみよう！

アルファビクスバンド。身長に応じていくつかの種類がある。
ご購入は Yahoo! ショップかジェイ・コミュニケーション・アカデミー（Tel 03-3373-2378）まで。

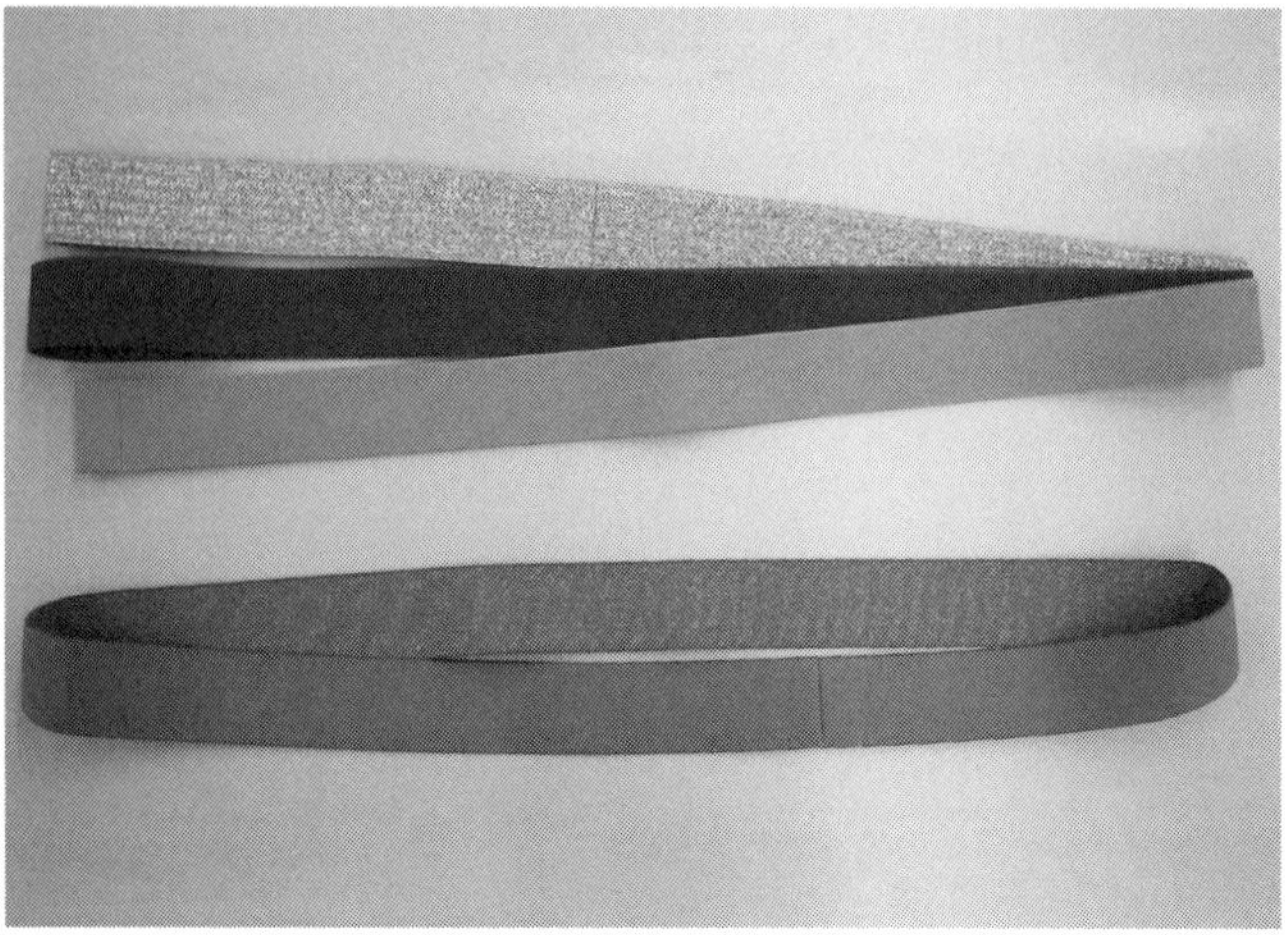

本章は、ぜひアルファビクスを体感していただきたい、そういうコンセプトのもとに構成しました。簡単にできるものばかりで、角度などに厳密に気を付けないと体を壊したりする危険性があるようなものは一切ありません。見よう見まねで十分ですので、ぜひ実際にやって、その気持ち良さを体感してみて下さい。

アルファビクスバンドは長さ140センチ前後のゴムを輪にしたものです。ゴムは35本の細いゴムを綾織りにしたもので、1.8～2倍に伸縮する性質があります。厳密に開発されたもので、運動効果を考えるとぜひこのバンドを入手していただいた上で実践していただきたいですが、例えばお手持ちのゴム紐を輪にしたり、あるいはただの紐や手ぬぐいなどで代用してもかまいません。運動自体の気持ち良さを十分体感するためには、専用アルファビクスバンドを試して下さい。

アルファビクスには、おもに11の運動パターンが構成要素としてあります。

①胸を開く　②腕を伸ばす　③背中を動かす　④腕を引き締める　⑤全身を使う
⑥足の上げ下ろし　⑦背中を後ろに倒す・伸ばす　⑧前に倒す　⑨足を上げる
⑩お腹を引き締める　⑪無理なく腰を動かす

本章はこれに沿って、ご紹介していきます。それぞれにはそれぞれ特有の効果と気持ち良さがあります。やってみれば簡単に体感できるものばかりです。

体を動かす事自体の気持ち良さを、ぜひ体感して、取り戻して下さい。

1 胸を開こう！

知らないうちに、猫背になってしまっている方は、多いのではありませんか？

そういう方の胸は閉じています。

試しに、胸を開いてみて下さい。それだけで気持ち良いと思います。

胸が閉じていると、それだけで呼吸が不自由な状態になっています。無自覚な方が多いと思いますが、知らないうちに、一日中、息苦しい状態が続いているなんて、たまらないじゃありませんか！

胸を開くクセを普段からつけておくと、呼吸機能が改善し、同時に猫背の予防、改善になります。また、ずっと使われないでいた小胸筋や大胸筋が活性化します。胸が閉じていると、大事な体幹まわりの筋肉をいつの間にか衰えさせてしまっているのです。

また、2章で触れたように、胸を開くという行為は、心に与える作用がものすごくあります。胸を開いて、視線を少し上に向けてみましょう。明るく、大らかで、前向きな気持ちになってくると思います。

そんな気持ちを取り戻せたら、運動だってどんどんやる気になってきます。

胸を開こう！

まずはここから始めてみませんか？

1 胸を開こう！①

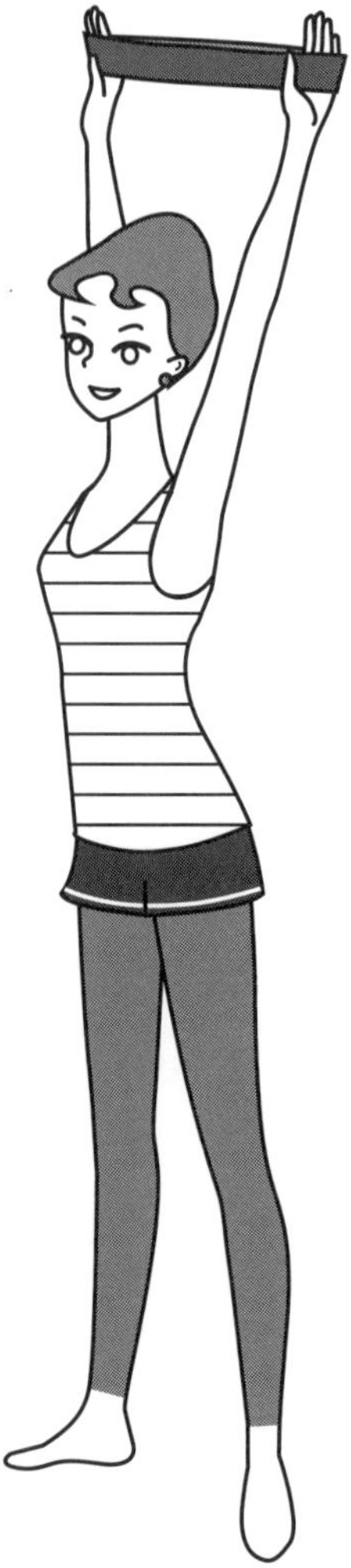

1

足を肩幅より少し広めに開いて立って下さい。４本の指をバンドの内側に親指を外にして持ち、両手を上に上げます。

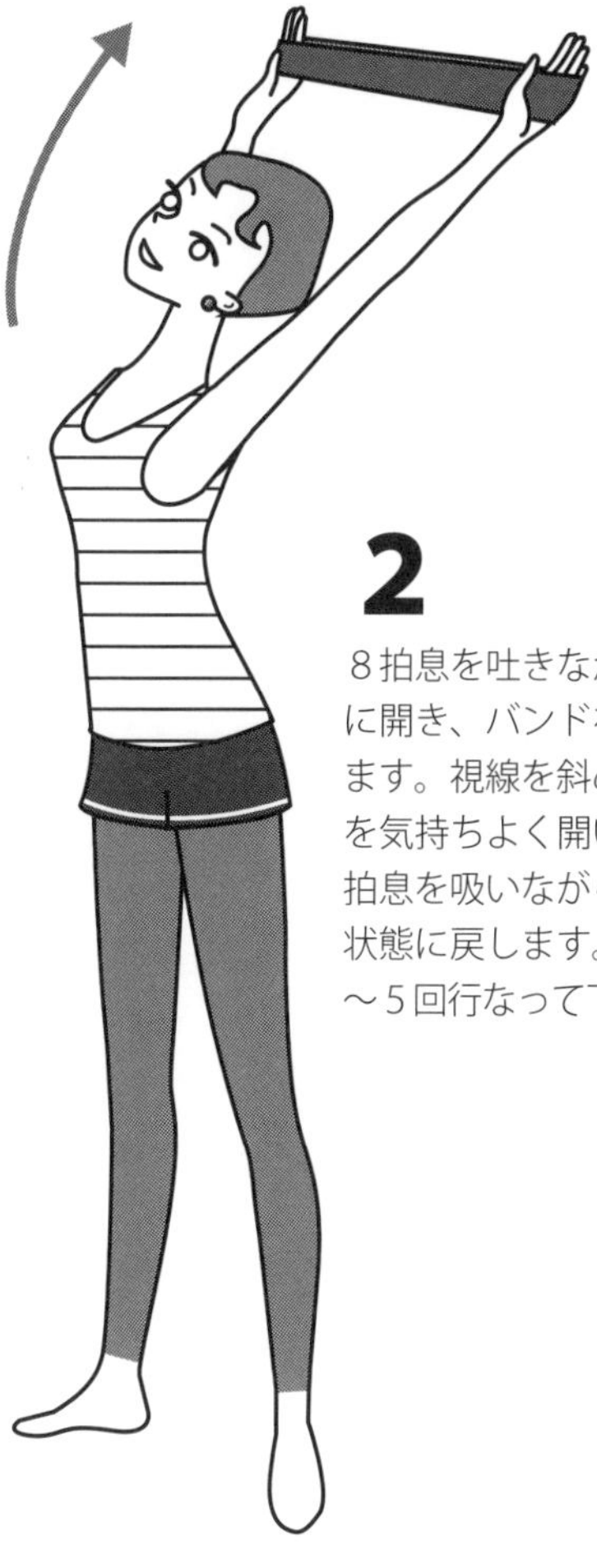

2

8拍息を吐きながら両手を左右に開き、バンドを伸ばしていきます。視線を斜め上に向け、胸を気持ちよく開いて下さい。8拍息を吸いながらゆっくり**1**の状態に戻します。この動作を3～5回行なって下さい。

1 胸を開こう！②

1

足を肩幅に開いて立って下さい。４本の指をバンドの内側に親指を外にして持ち、バンドを背中に回し肩甲骨のあたりに置きます。両手を胸の脇につけて下さい。

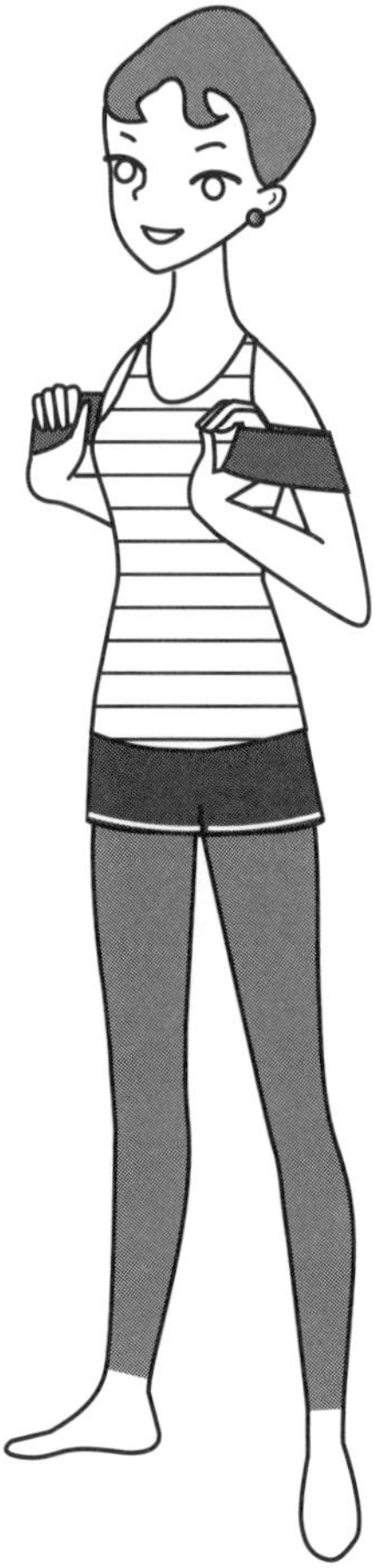

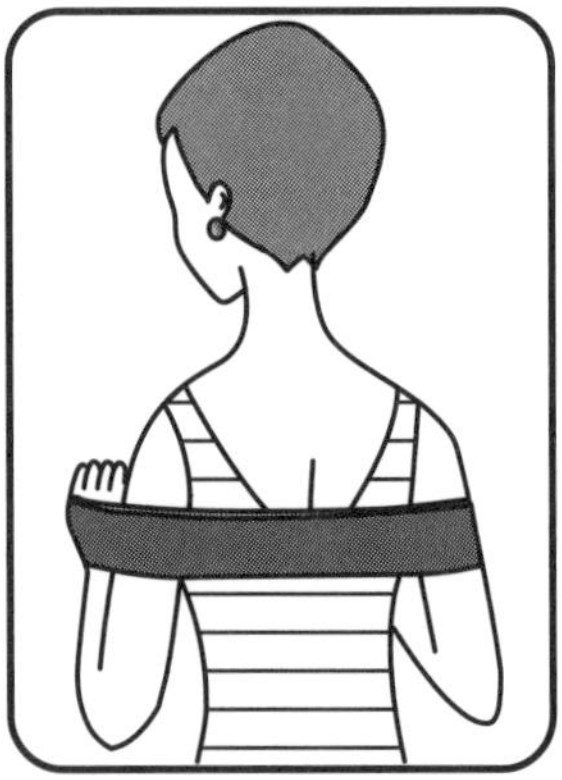

バンドは肩甲骨のあたりに

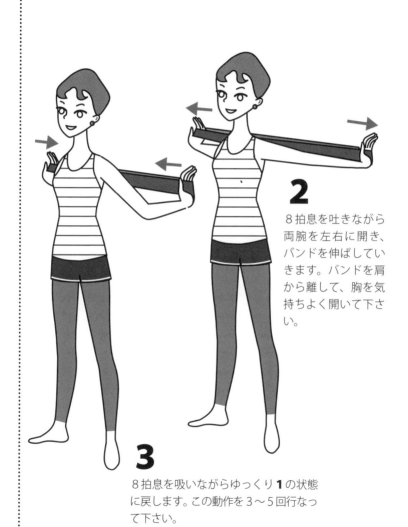

2

８拍息を吐きながら両腕を左右に開き、バンドを伸ばしていきます。バンドを肩から離して、胸を気持ちよく開いて下さい。

3

８拍息を吸いながらゆっくり**1**の状態に戻します。この動作を３～５回行なって下さい。

① 胸を開こう！③

1

足を肩幅に開いて立って下さい。４本の指をバンドの内側に親指を外にして持ち、両手を上に上げます。

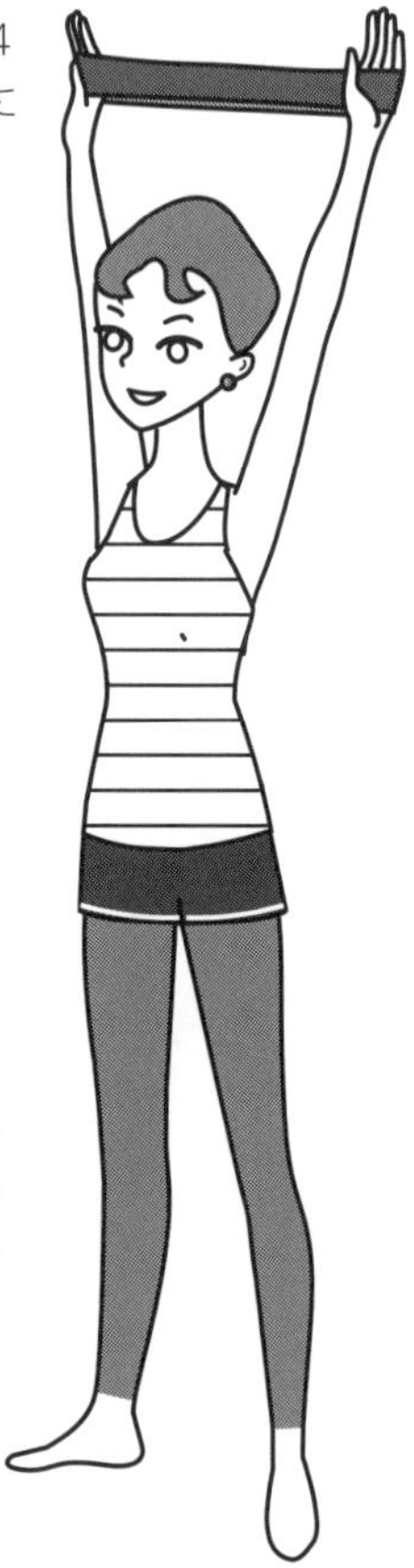

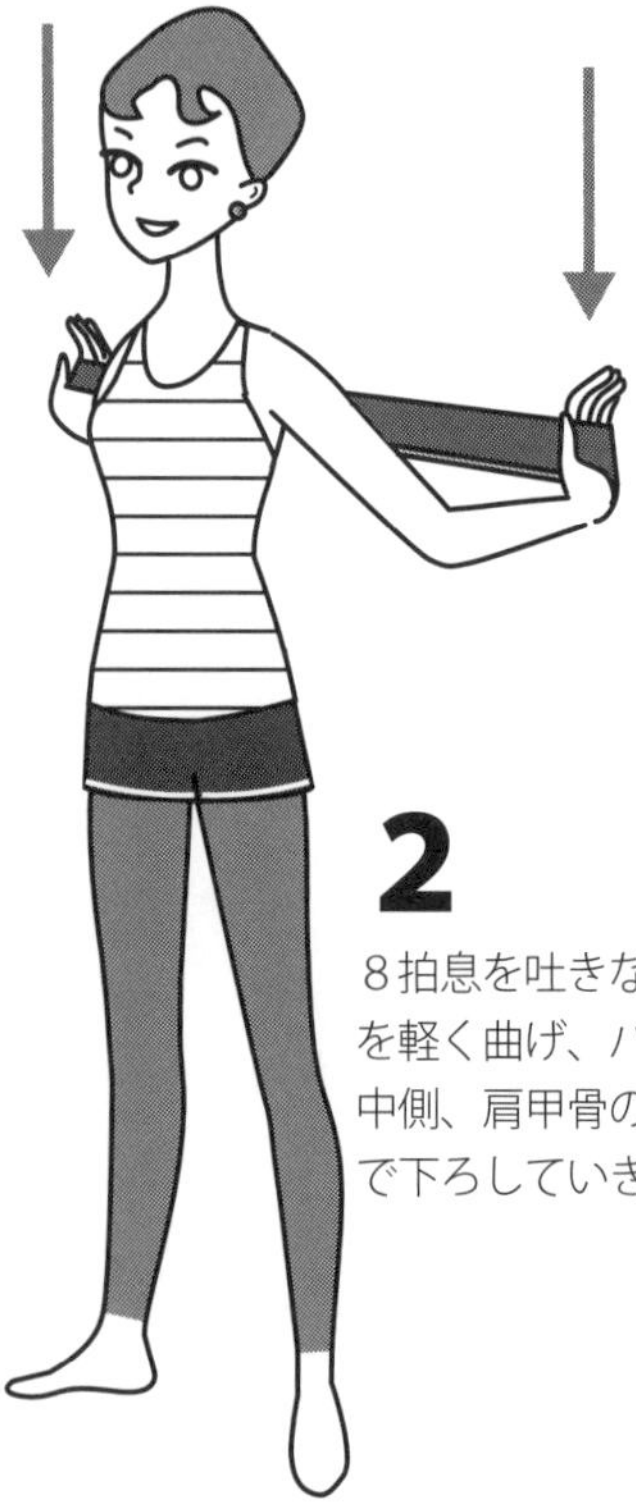

2

８拍息を吐きながら両肘を軽く曲げ、バンドを背中側、肩甲骨のあたりまで下ろしていきます。

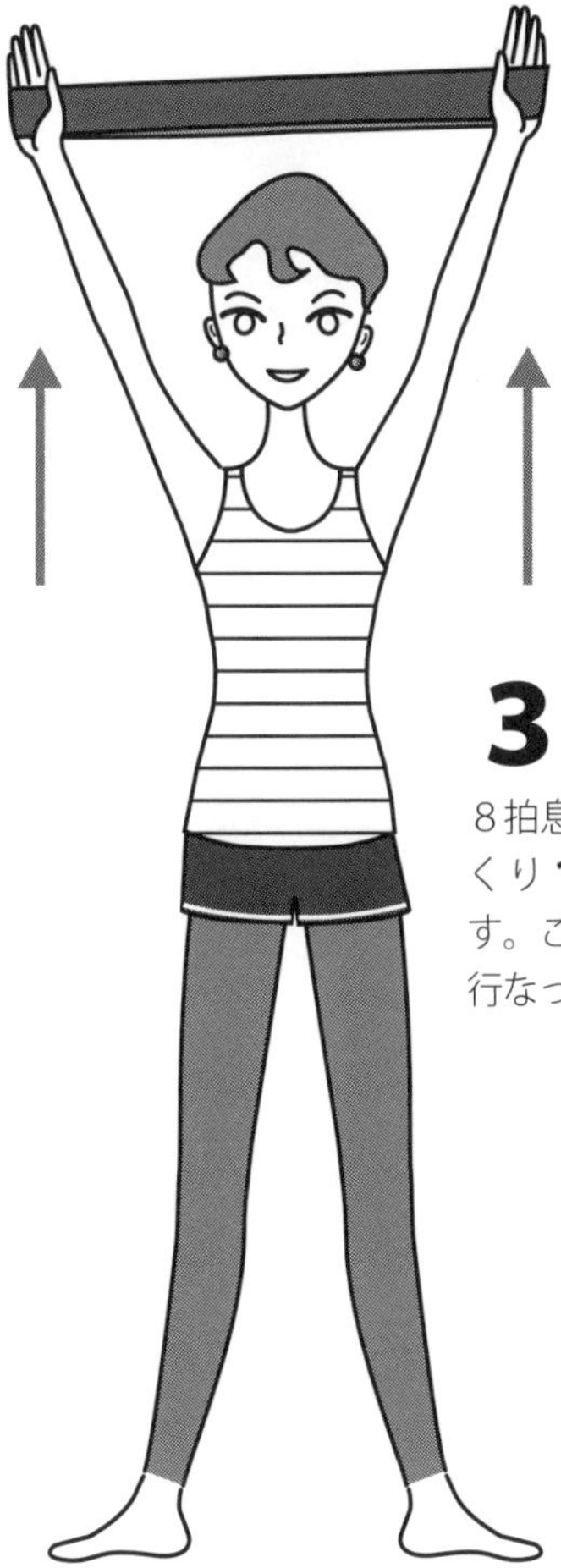

3

8拍息を吸いながらゆっくり**1**の状態に戻します。この動作を3〜5回行なって下さい。

2 腕を伸ばそう!

肩こりはいまだ、多くの人を悩ませる疾患の一つとして、君臨し続けています。その原因の一つは、肩というよりは、腕自体をあまり動かさなくなっている、というところがあるのです。腕を肩より高い位置まで上げるなんて、電車のつり革につかまる時だけ、なんて方は多いのではありませんか。

日常的に〝伸び〟をよくやる方はまだいいのですが、多くの方は腕を伸ばす気持ち良さというものを忘れかけている事と思います。

本項でご紹介する〝腕を伸ばす〟運動の効用は、まず、姿勢が良くなるとともに、肩こり、首こりの改善、予防になります。

そして、肩甲骨を動かす事によって身体が温まり、全身の血流、代謝が良くなります。肩関節は、人体の中で最も自由度の高い関節です。ましてや肩関節は肋骨ではなく、そこからちょっと浮いたところにある肩甲骨に付いているのです。いわばフワフワで思いっきりいろんな風に動かせる部位なのです。その割には、なんと動かさなくなっている事か！

ただ腕を伸ばすだけでも気持ち良いものですが、アルファビクスバンドで適度な負荷を受けながら、ゴムバンドの負荷に対して伸ばしていくのも、また格別の気持ち良さがあります。

ぜひ体感してみて下さい！

② 腕を伸ばそう！①

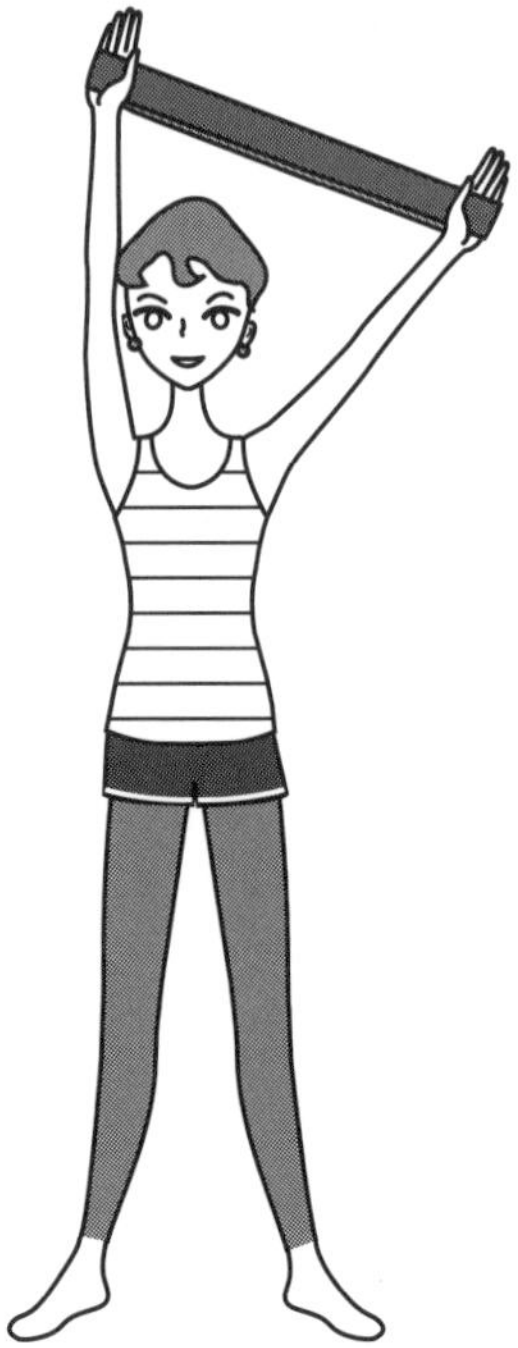

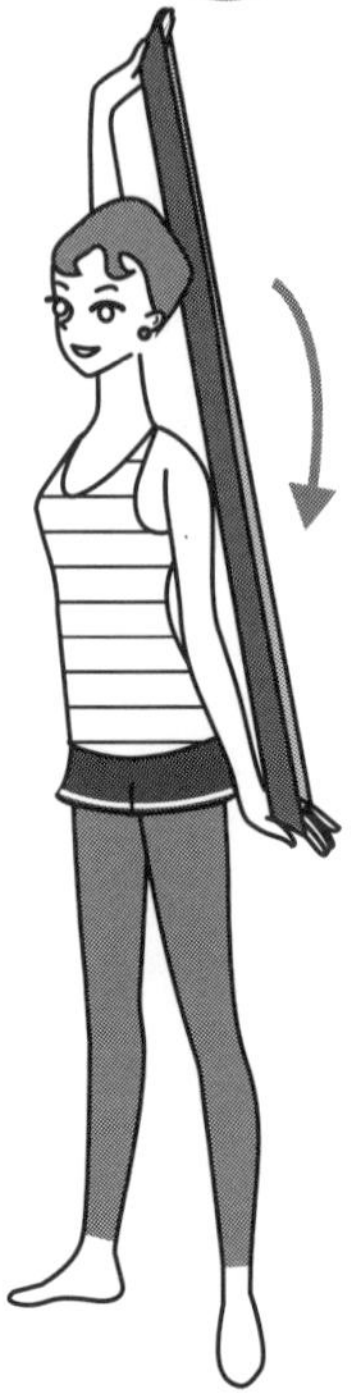

1

足を肩幅に開いて立って下さい。４本の指をバンドの内側に親指を外にして持ち、両手を上に上げます、右手は耳の脇につけます。

2

８拍息を吐きながら左手を下に下ろしていきます。バンドがお尻の左脇につくようにゆっくり下ろしていきます。上げている手は、まっすぐ上に伸ばしておいて下さい。

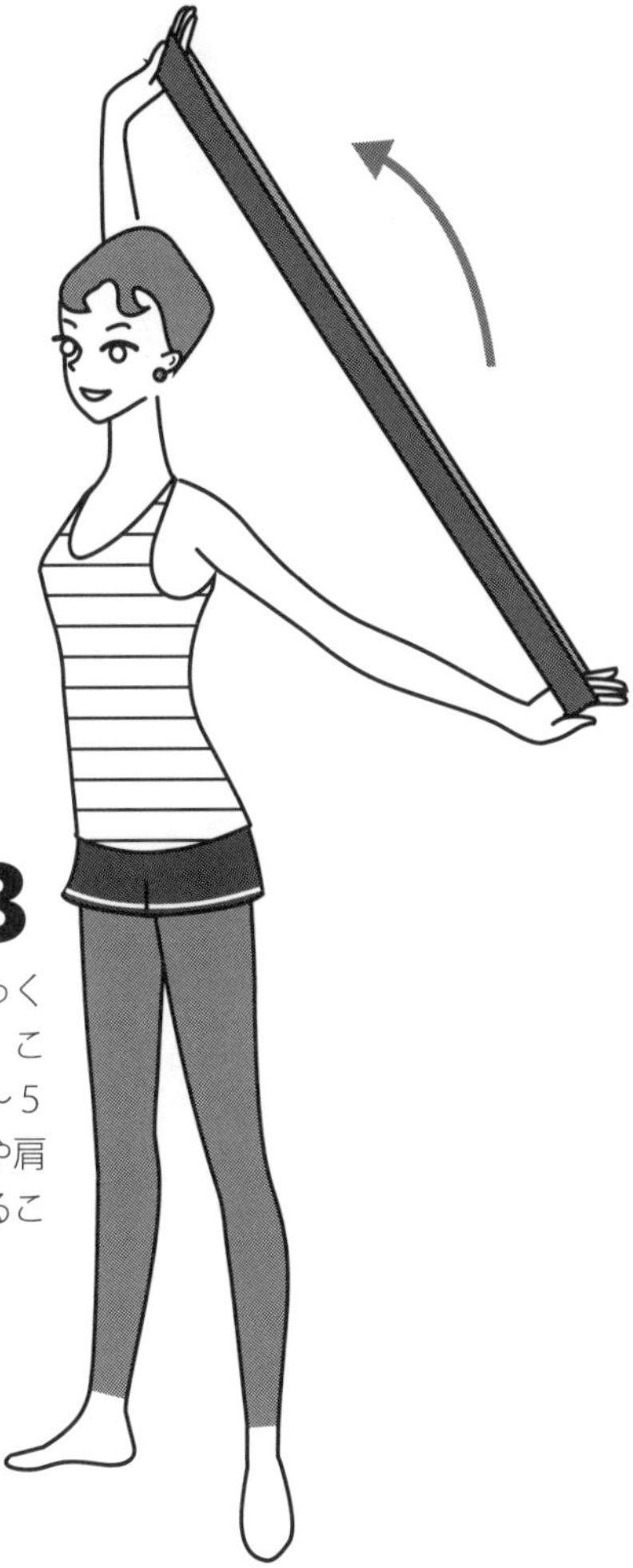

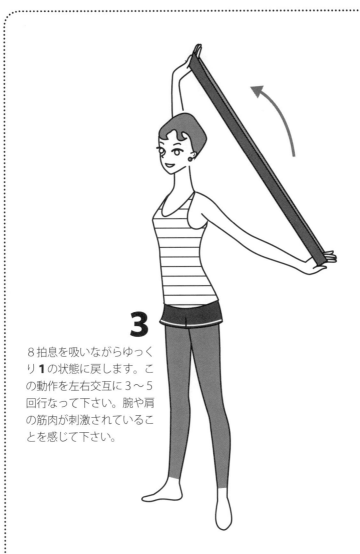

3

8拍息を吸いながらゆっくり**1**の状態に戻します。この動作を左右交互に3〜5回行なって下さい。腕や肩の筋肉が刺激されていることを感じて下さい。

② 腕を伸ばそう！②

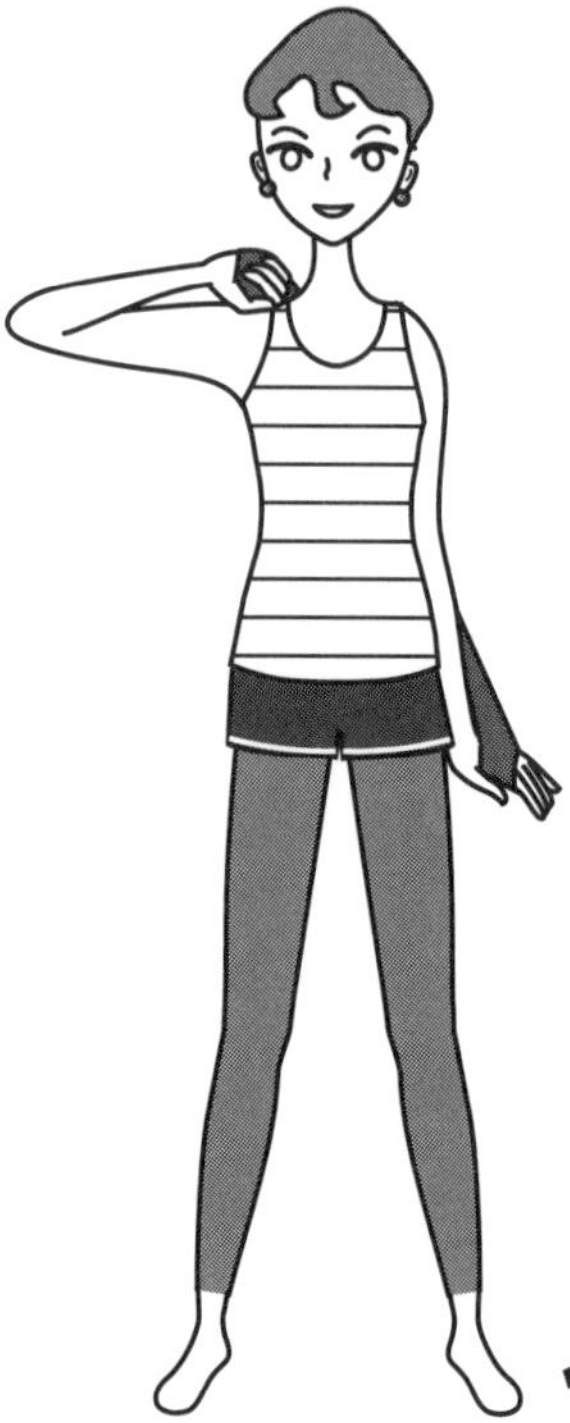

1

足を肩幅に開いて立って下さい。つま先を前方に向け、足を平行にして立ちます。バンドを背中に回し、４本の指をバンドの内側に親指を外にして持ち、右手を肩に左手を下におきます。

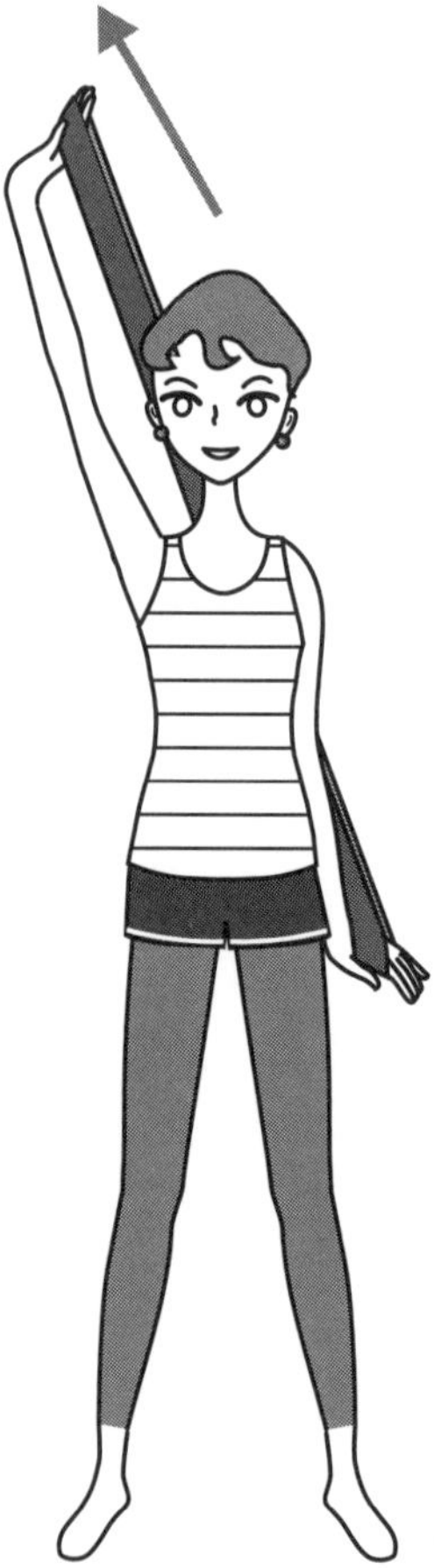

2

８拍息を吐きながら、右手を上に伸ばしていきます。背骨を思いっきり伸ばすように上げていきます。

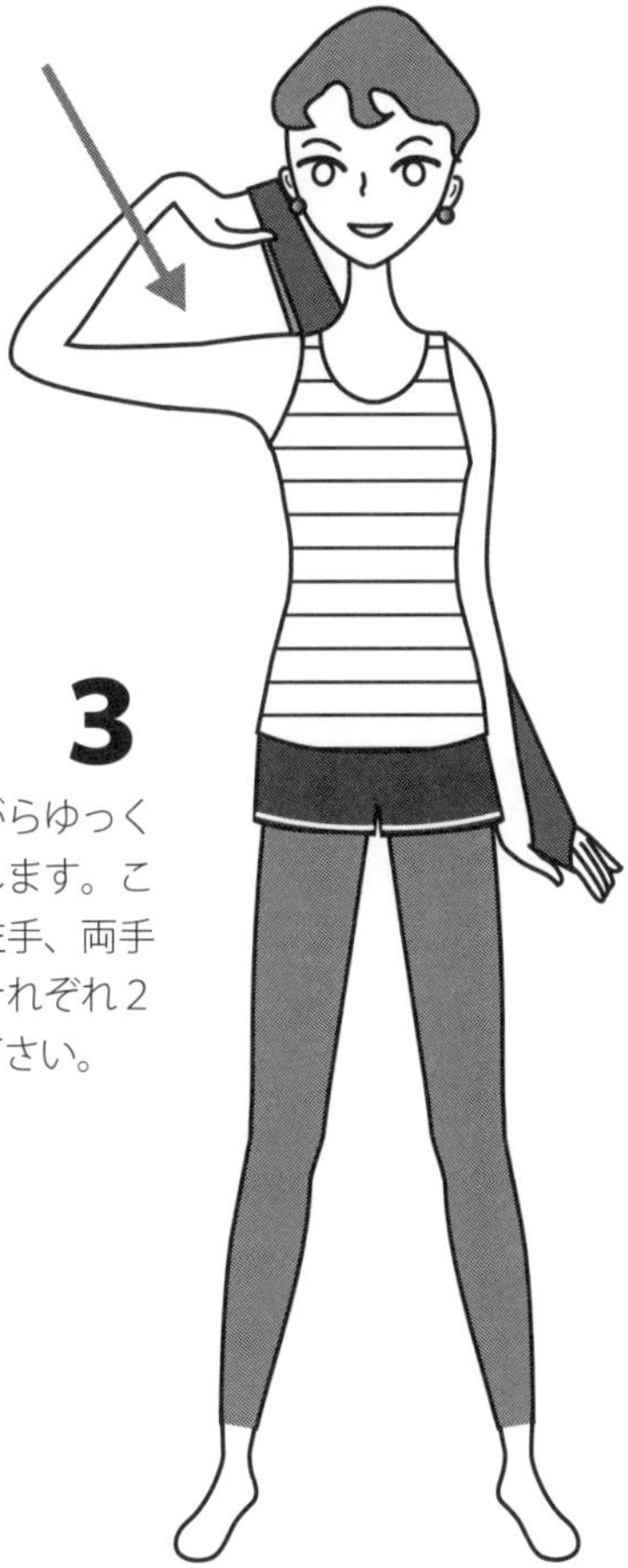

3

8拍息を吸いながらゆっくり**1**の状態に戻します。この動作を右手、左手、両手を上げながら、それぞれ2～3回行なって下さい。

3 背中を動かそう!

背中は、多くの大人が動かさなくなっている、最たる部位かもしれません。かがんだり、反ったり、あるいは体側を伸ばしたりといった動きは、本当にしなくなりますよね。しかしこれほど、身体の多くの部位に関わったいるところもないのです。何たって、〝中心〟ですから。首こりも肩こりも腰痛も、背中をよく動かす人はなりません。呼吸が健全な人は、胸側だけでなく背中側まで膨らんで空気を取り込める事、ご存知ですか?

脊椎動物である人間は、そもそも背骨を前後や左右に動かしつつ運動するようにできています。

たまには思いっきり身体を反らしたり、ひねったりしてみて下さい。その時得られる気持ち良さは、間違いなく動物本来、人間本来の動きを取り戻せた気持ち良さです。

〝背中を動かす〟運動の効用は、姿勢が良くなる、体側が伸びる、肩甲骨が動き、肩こり、首こりが解消される、などです。

手足の動きには、実は背中の筋肉が大きく関与しています。また、背中とは実はいわゆる〝体幹〟そのものです。ここの自由度が低ければ何もできませんし、みるみるうちに、いろいろな所に不調が顕れてきます。

逆に言えば、久しく背中を動かさないでいた人が、動かす……こんな気持ち良い事もないのです。

③ 背中を動かそう！①

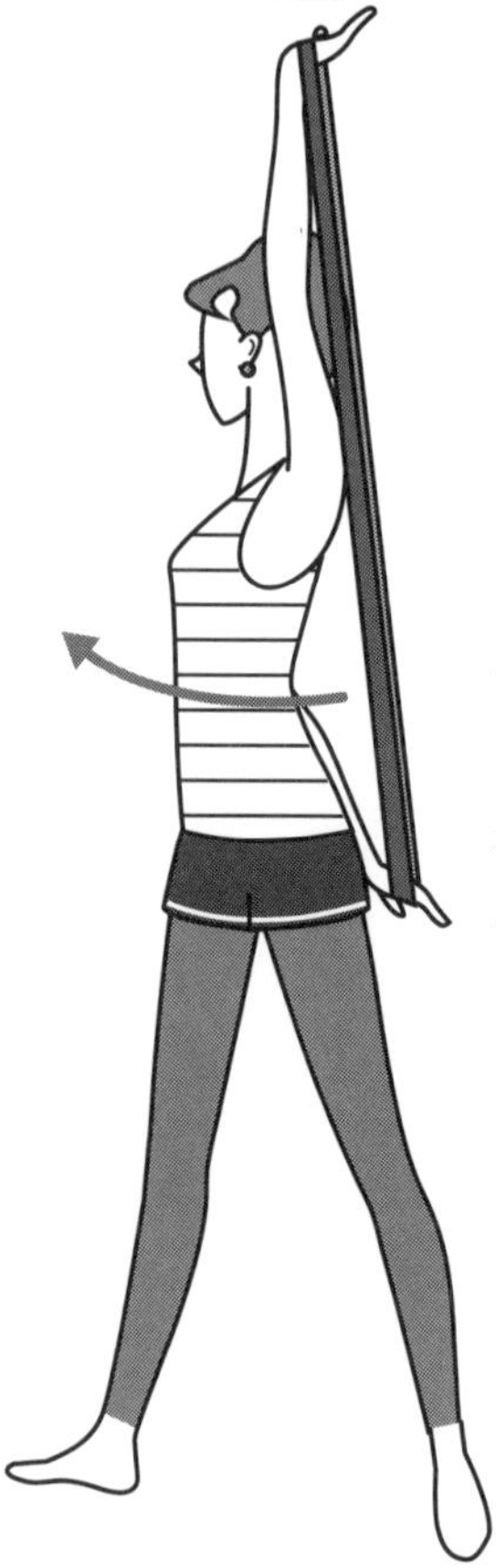

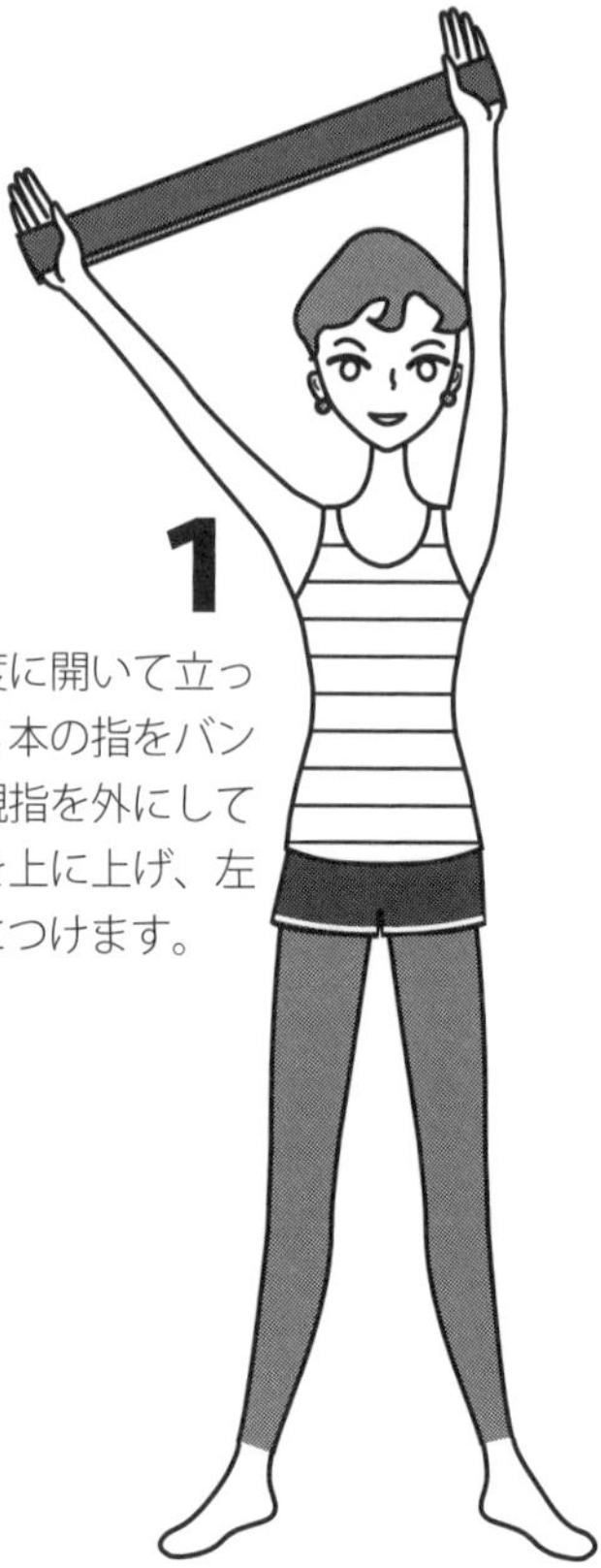

1

足を肩幅程度に開いて立って下さい。４本の指をバンドの内側に親指を外にして持ち、両手を上に上げ、左腕を耳の脇につけます。

2

８拍息を吐きながら体を右側にひねり、右手をお尻の左側につけるように下ろしていきます。視線を体の真後ろに向けて下さい。気持ち良く体をねじっていきましょう。

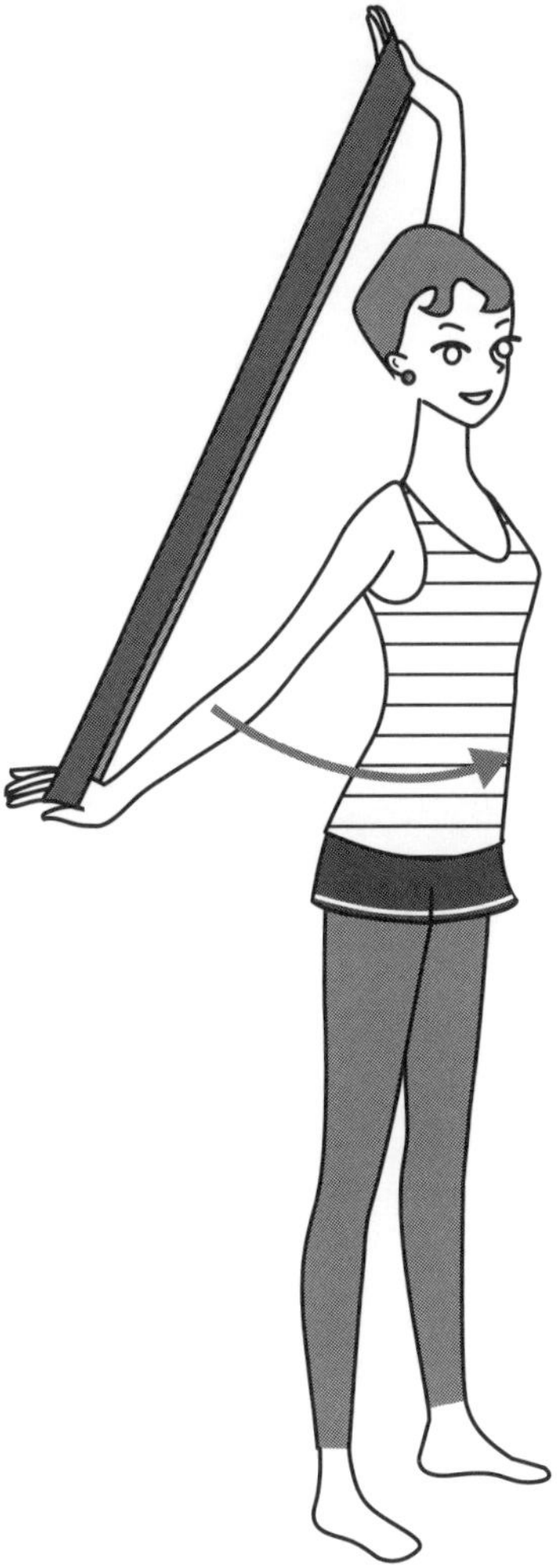

3

8拍息を吸いながらゆっくり両手を上に上げた状態に戻します。この動作を左右交互に3〜5回行なって下さい。

③ 背中を動かそう！②

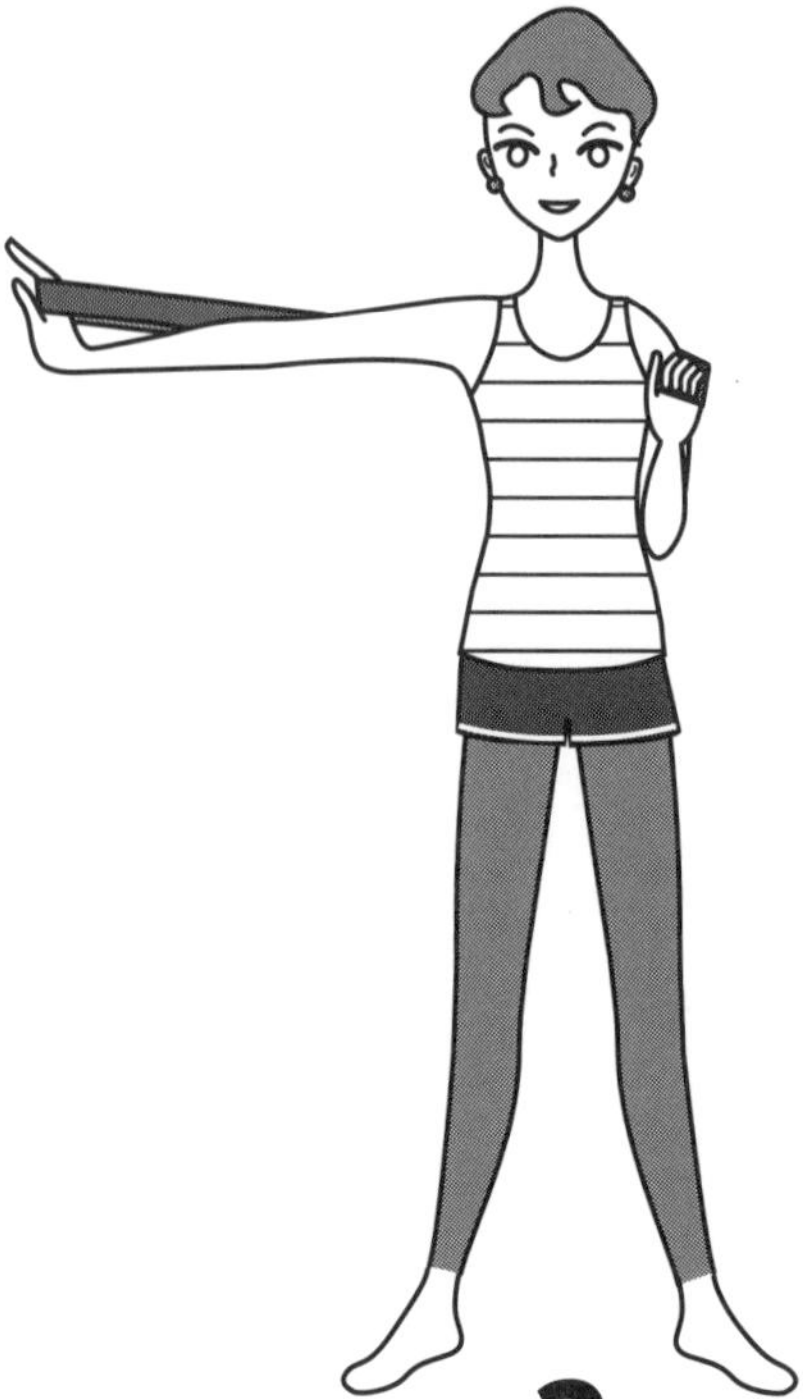

1

足を肩幅程度に開いて立って下さい。４本の指をバンドの内側に親指を外にして持ち、背中に回して肩甲骨のあたりに置きます。

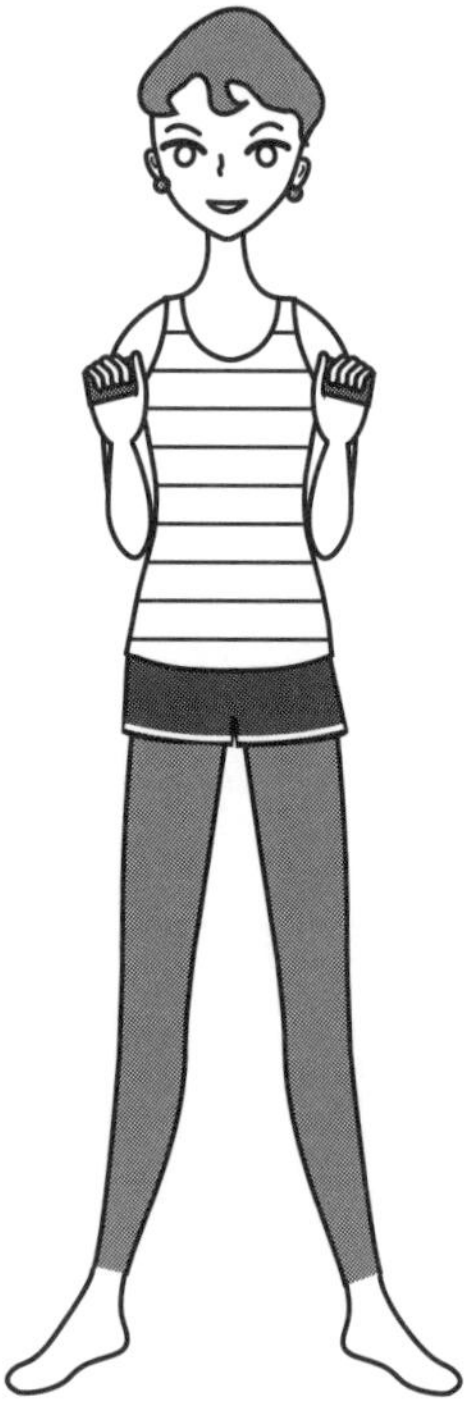

2

左手を胸の脇に置いたまま、右手を真横に伸ばします。

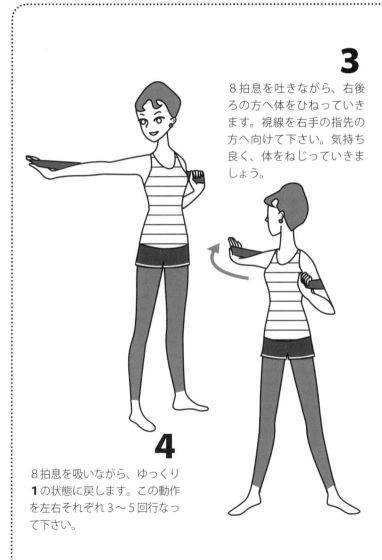

3

８拍息を吐きながら、右後ろの方へ体をひねっていきます。視線を右手の指先の方へ向けて下さい。気持ち良く、体をねじっていきましょう。

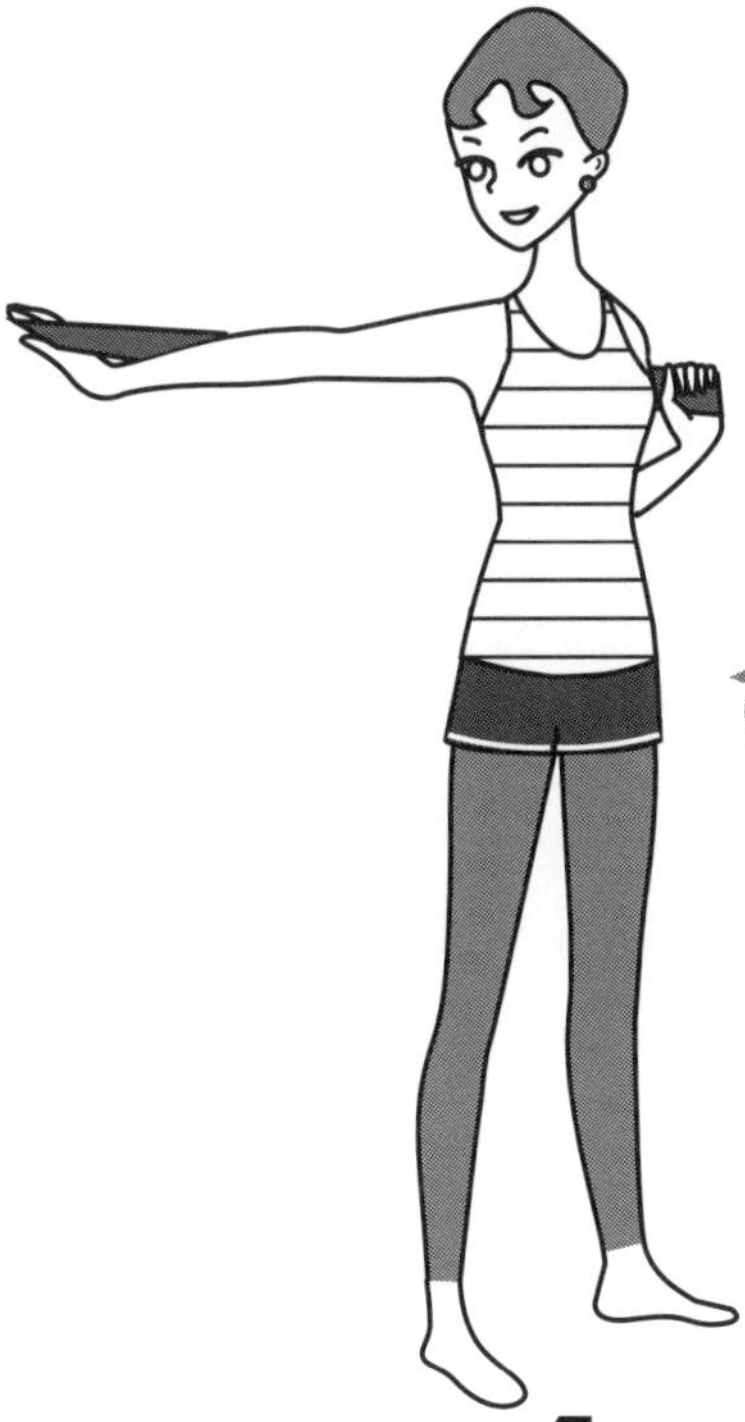

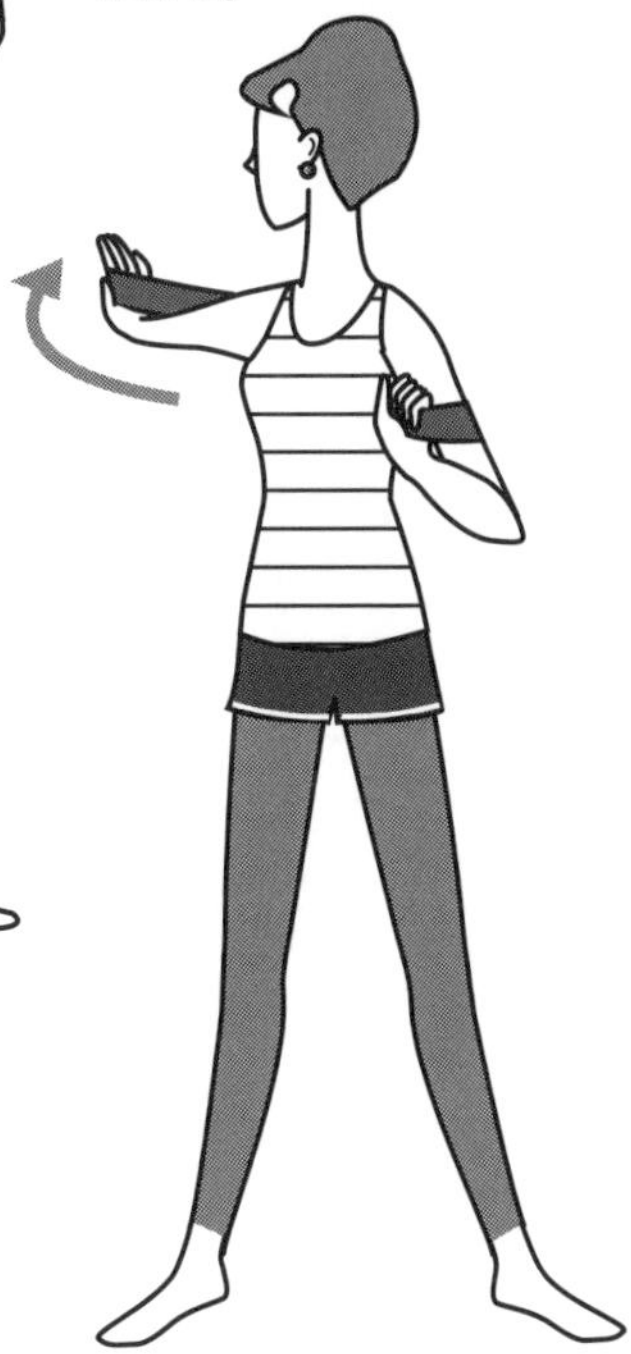

4

８拍息を吸いながら、ゆっくり**1**の状態に戻します。この動作を左右それぞれ３～５回行なって下さい。

4 腕を引き締めよう!

女性にとって、二の腕のたるみは永遠の敵。普段自分ではあまり目にしない部位なだけに、何かのはずみでそのたるみっぷりを自覚してしまった時のショックたるや!

なんでこんなにもだらしなくたるんでしまうんだろう、と自分でも不思議になります。お腹やお尻なんかはまだいいとして、腕はけっこう使っているような気がしますよね。でも、意外に使っていないものなんです。とくに、いわゆる二の腕のたるみが顕れる上腕三頭筋側は、相当に使っていない部類の部位なのです。

上腕三頭筋は腕を〝伸ばす〟筋肉です。バッグなどを持つのに上腕二頭筋は使っていても、〝伸ばす〟側は使っていない人が多いのではありませんか？

そして、ここまでですでに述べてきたように、腕の動きは腕だけの問題ではありません。そこには背中や脇腹などの身体幹周辺の筋肉が関与しているのです。

〝腕を引き締める〟運動の効用はもちろん腕を美しく引き締める事をはじめに、腹横筋、腹斜筋といった脇腹のインナーマッスルも鍛えられます。

意外に意外に、働かせていない人が多いのがこの項でご紹介する運動で使う筋肉かもしれません。

ぜひそれを働かせる気持ち良さというものを、体感してみて下さい。それはそれは格別なはずですから。

④ 腕を引き締めよう！①

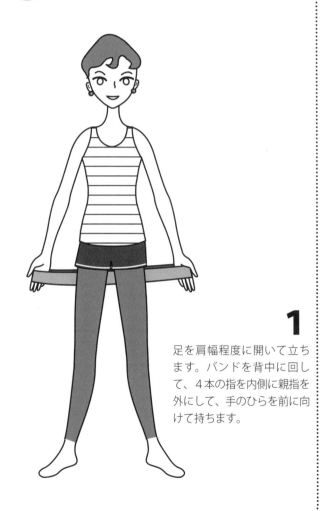

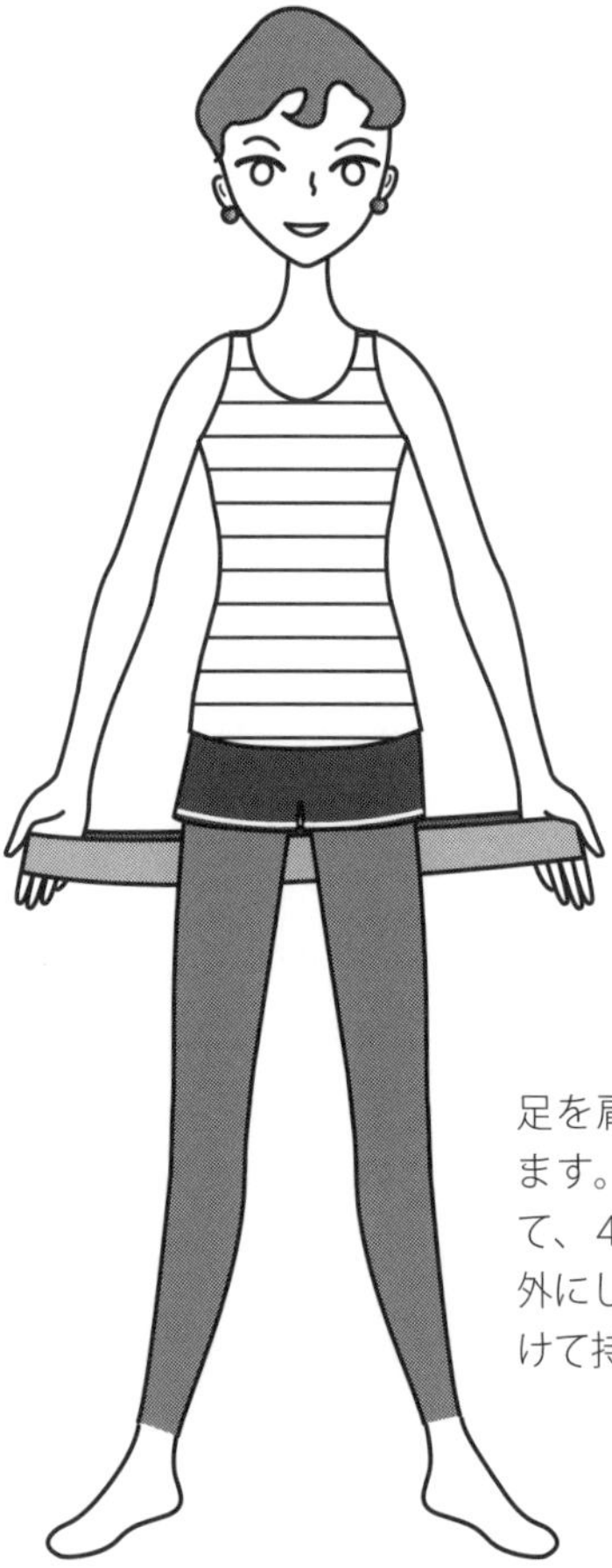

1

足を肩幅程度に開いて立ちます。バンドを背中に回して、４本の指を内側に親指を外にして、手のひらを前に向けて持ちます。

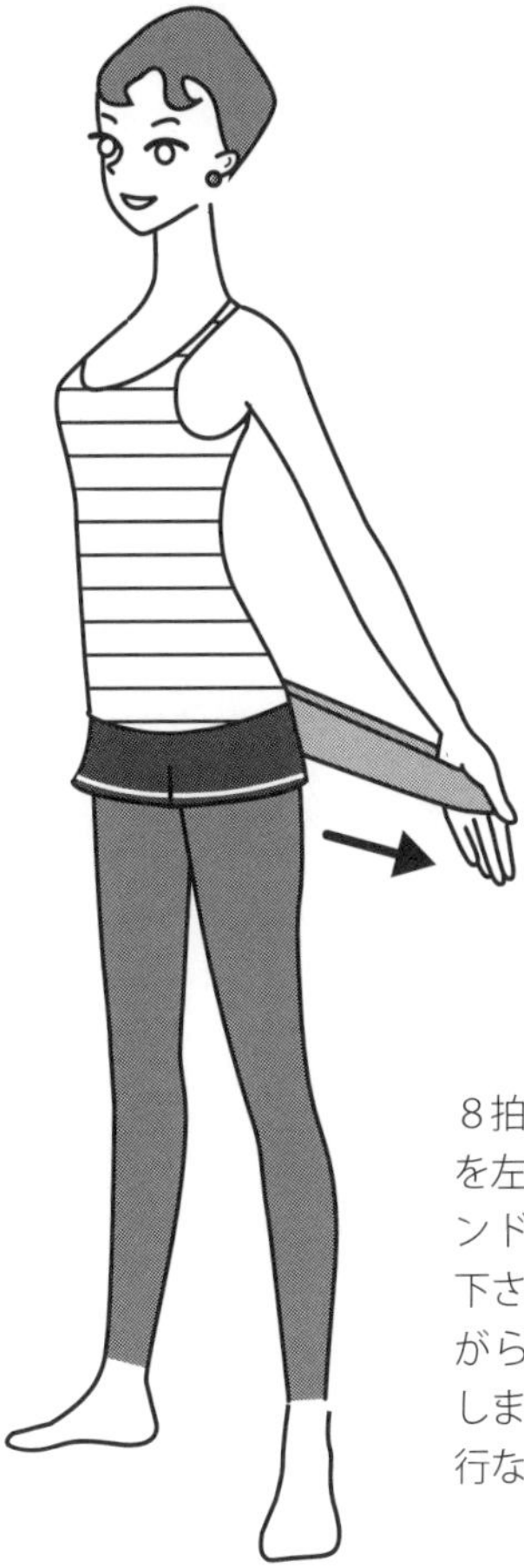

2

8拍息を吐きながら、バンドを左右に開いていきます。バンドを体から離していって下さい。次に8拍息を吸いながらゆっくり**1**の状態に戻します。この動作を3〜5回行なって下さい。

④ 腕を引き締めよう！②

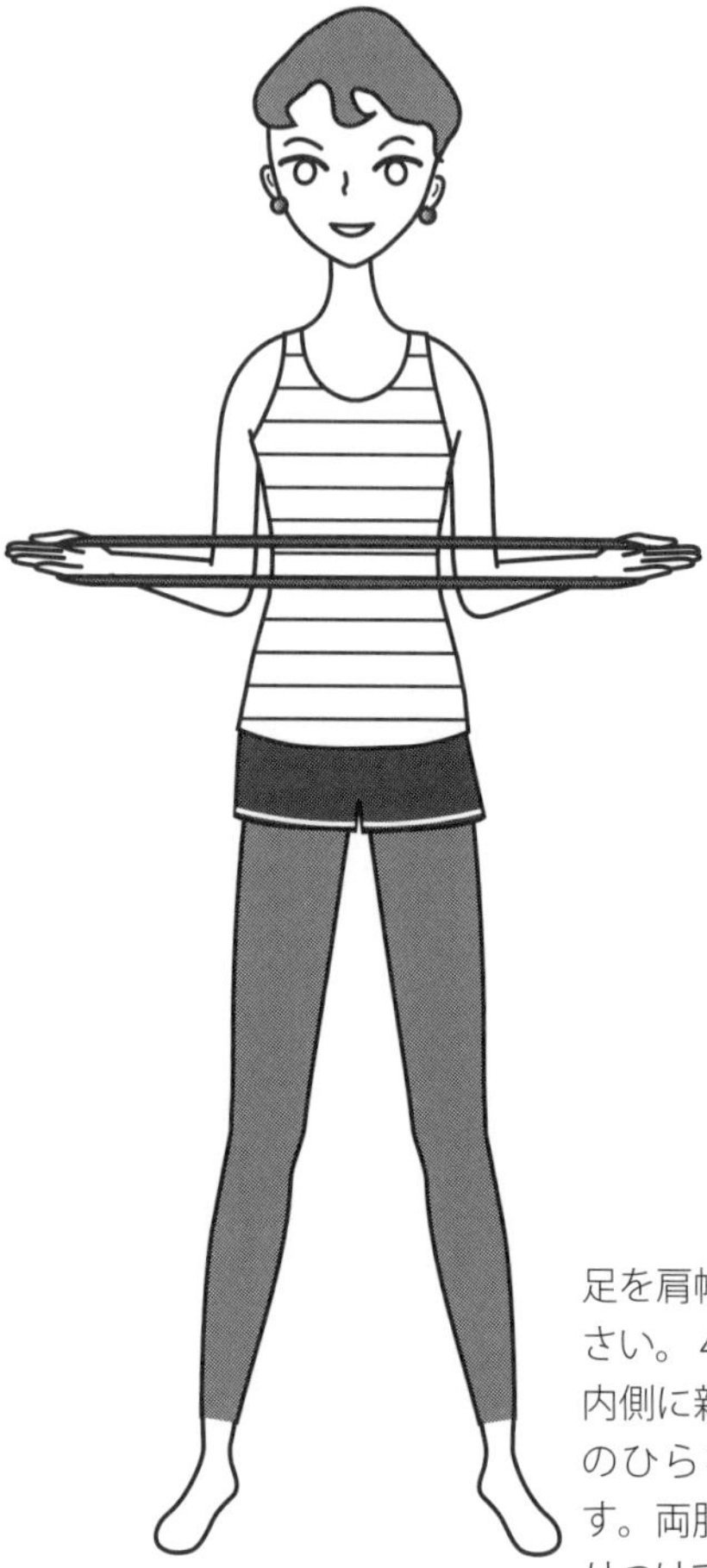

1

足を肩幅に開いて立って下さい。４本の指をバンドの内側に親指を外にして、手のひらを上にして持ちます。両肘を体の脇にしっかりつけて下さい。

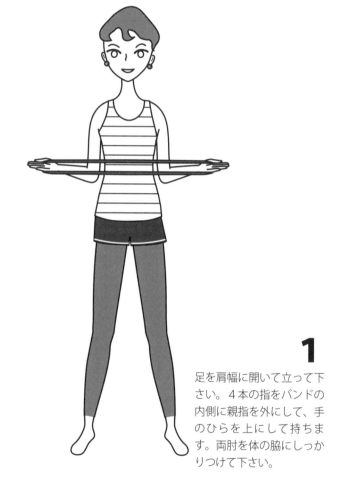

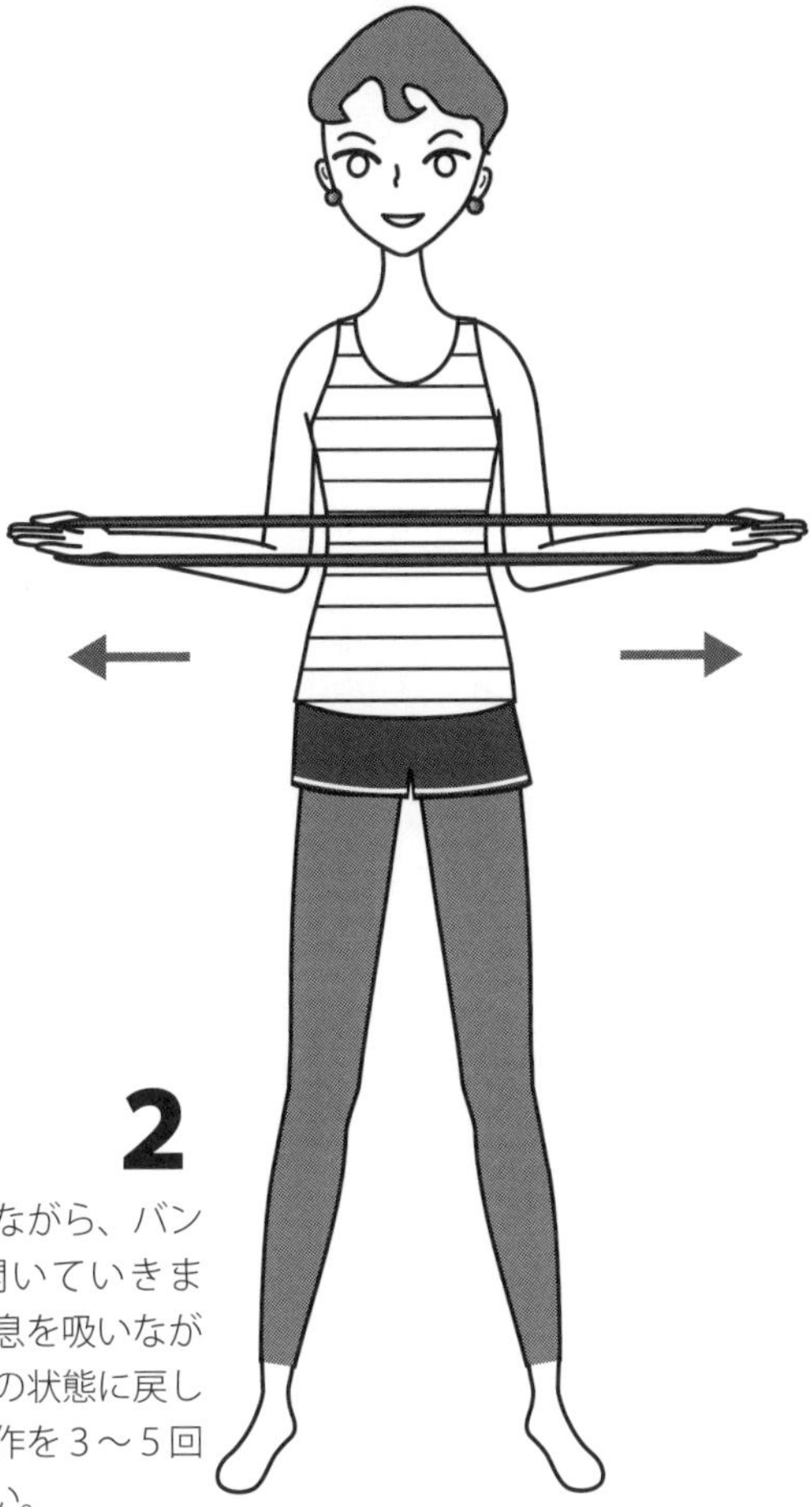

2

８拍息を吐きながら、バンドを左右に開いていきます。次に８拍息を吸いながらゆっくり**1**の状態に戻します。この動作を３〜５回行なって下さい。

5

全身を使おう！

全身を動かせなどと言われると、いかにも難儀な運動のように思ってしまうのではありませんか？

心配には及びません。人間とはそもそもが、何をするにも全身を使うようにできています。それを〝取り戻す〟だけの事です。

全身運動の最たるものが、前章でも取り上げた、「ワイドスクワット」です。

そもそもスクワット自体が、単純に脚だけの運動ではなく、上半身も大きく関与したものなのですが、アルファビクスではさらにそれに加えて、手にアルファビクスバンドを持って行なうという、まさしく上半身〜下半身連動を用いた運動になっています。

〝全身を使う〟運動の効用は、もちろん大なるものがあります。

血流が良くなり、代謝が上がります。この効果を得ようとするのは、なかなか大変です。それだけに、これが得られてみるとまさに大きな代えがたいものがあります。例えばこの「代謝が上がる」というのは、いわば若返ったような状態になるのです。

子供のころは誰でも、全身を使って遊んでヘトヘトになって、次の日になったら、ケロッと回復している、そんな風だったはずです。〝ヘトヘト〟も〝ケロッ〟も、実は気持ち良かったのです。

本項の運動は、そんな感覚が取り戻せるかもしれません。

⑤ 全身を使おう！①

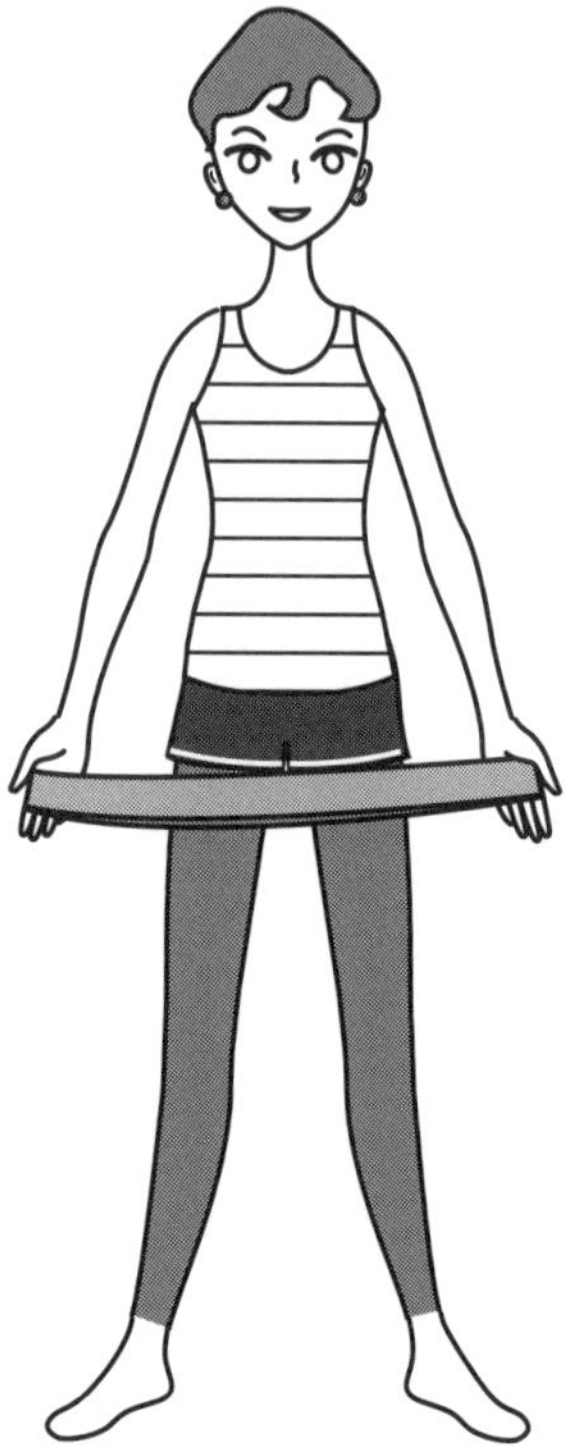

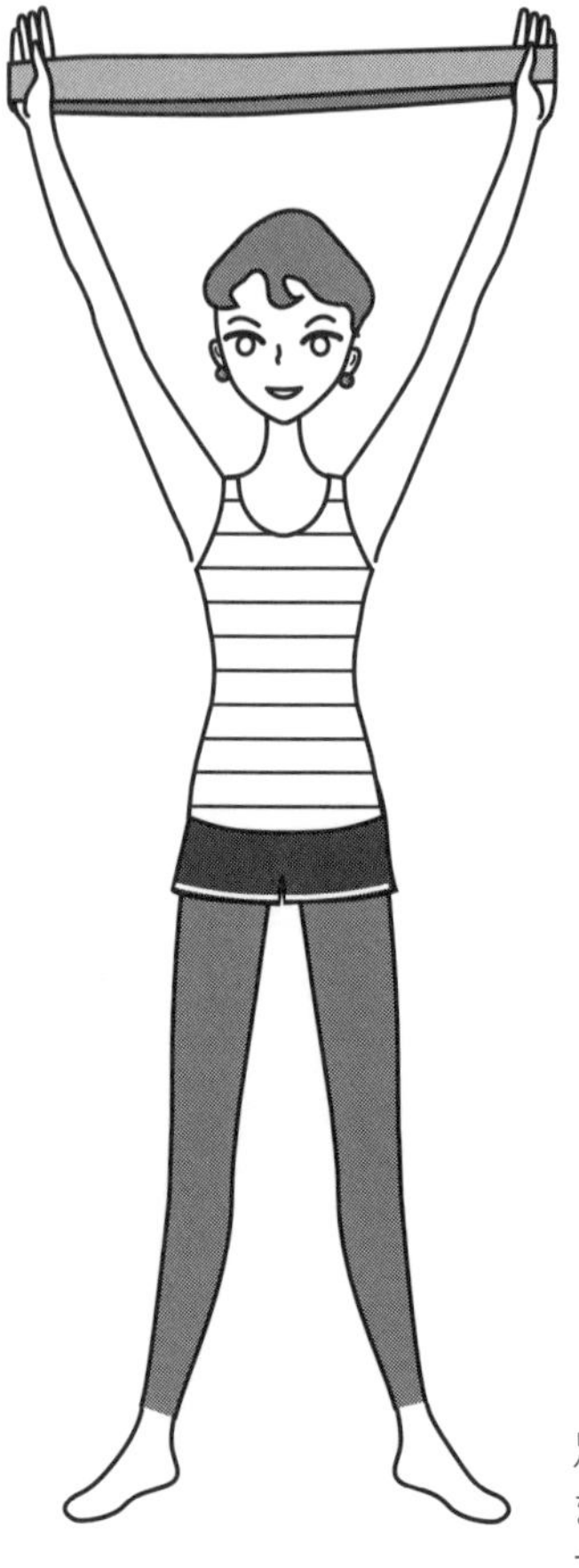

1

足を肩幅より広めに開き、つま先を軽く外側に向けて立って下さい。

2

４本の指をバンドの内側に、親指を外にして持ち、両手を上に上げます。

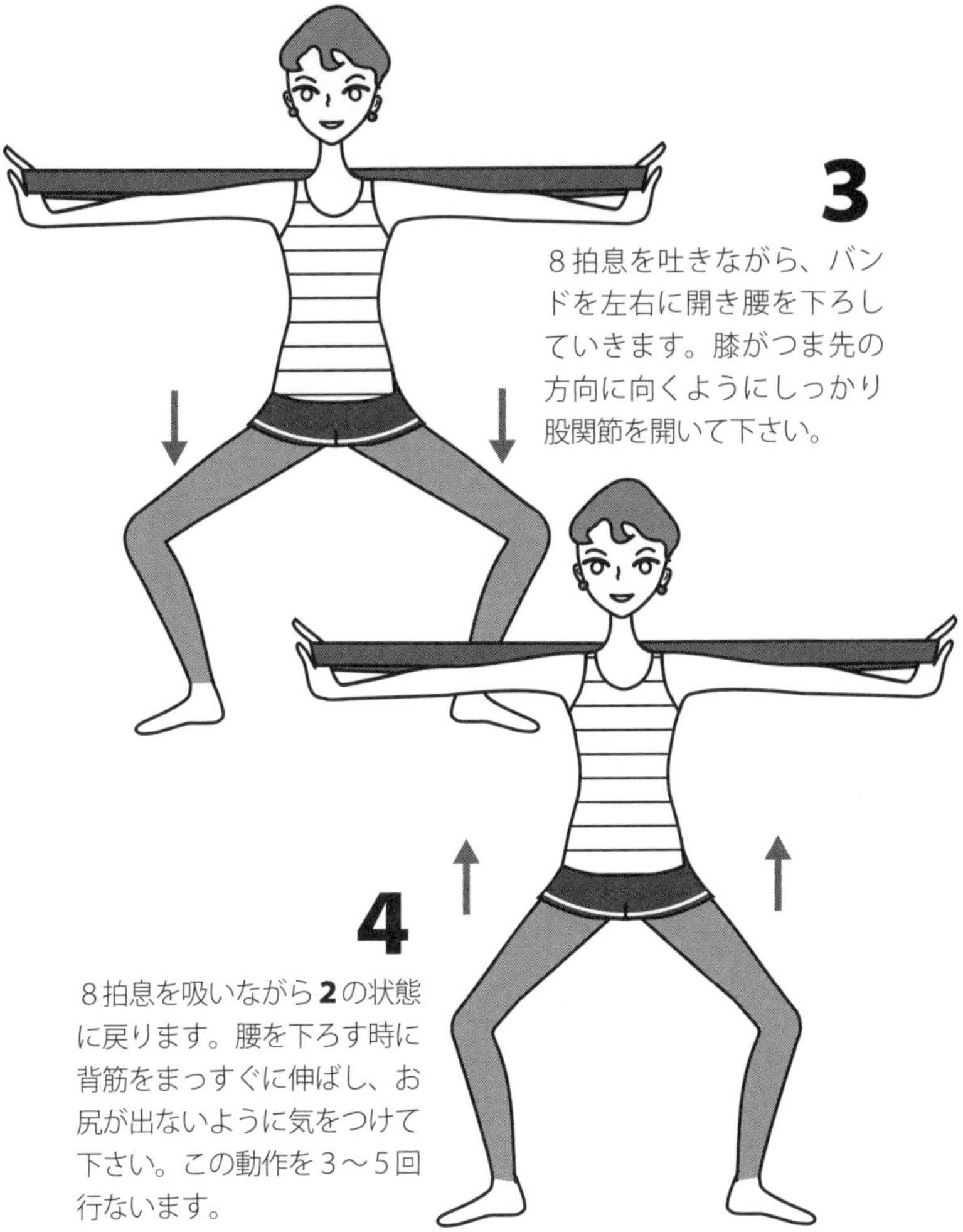

3

８拍息を吐きながら、バンドを左右に開き腰を下ろしていきます。膝がつま先の方向に向くようにしっかり股関節を開いて下さい。

4

８拍息を吸いながら**2**の状態に戻ります。腰を下ろす時に背筋をまっすぐに伸ばし、お尻が出ないように気をつけて下さい。この動作を３～５回行ないます。

5 全身を使おう！②

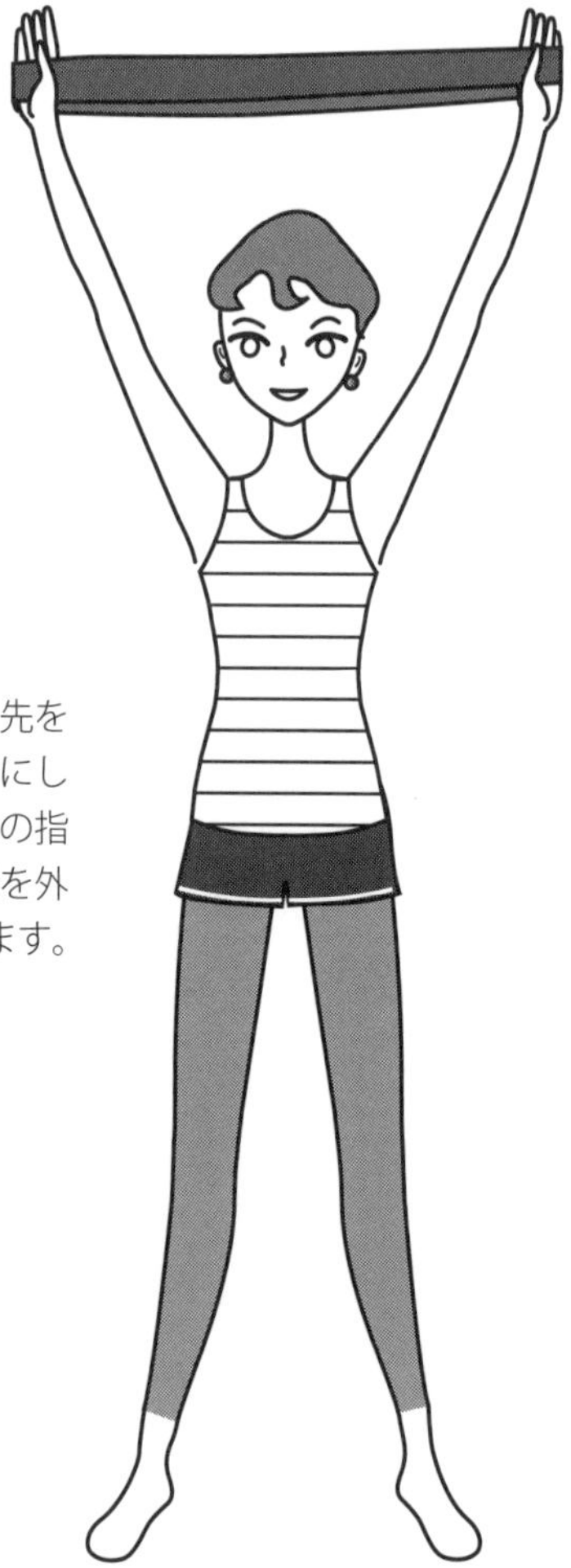

1

足を肩幅に開き、つま先を前方に向け両足を平行にして立って下さい。４本の指をバンドの内側に親指を外にして持ち、上に上げます。

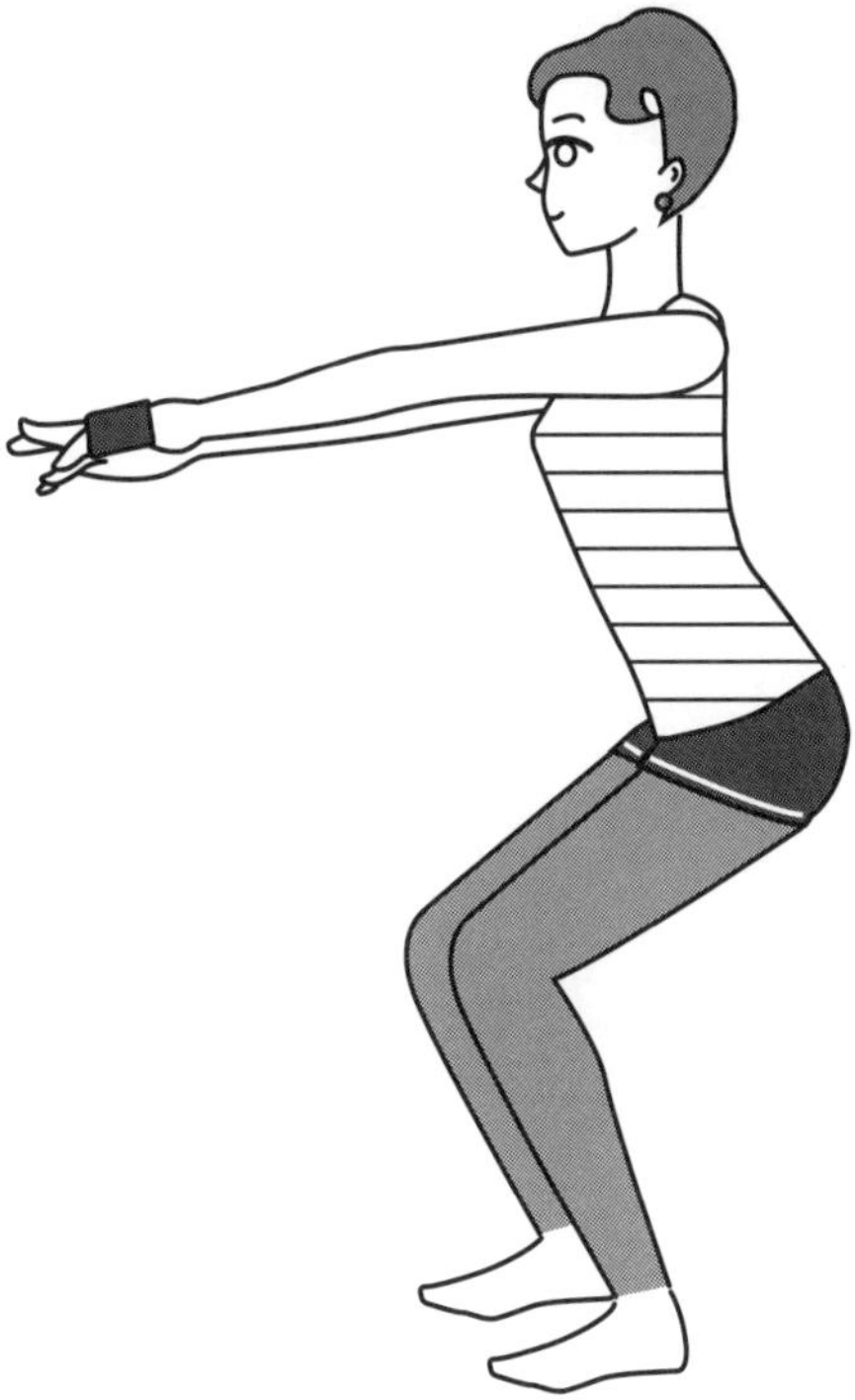

2

８拍息を吐きながら、バンドをその幅のままで床と平行になるように下ろします。膝はつま先より前に出ないように。次に８拍息を吸いながら**1**の状態に戻ります。この動作を３～５回行なって下さい。

6 足の上げ下ろし

足を股関節よりも高い位置に上げるなんていう事はほとんどなくなっているでしょう?、という事を第1章に記しました。けれども、実は床に座った姿勢だと、容易にそういう状態になります。ただ座る姿勢ができない人はあまりいないと思いますが、そこから足を上げるなどといったら、それはかなり大変な作業です。

でも、心配は要りません。アルファビクスは、バンドによる補助効果があるので、簡単に行えるのです。

それは、普段ほとんどしなくなっている動きなだけに、格別の気持ち良さがあります。足を上げるのに最も大きな役割を果たしている筋肉をご存知ですか？

それは「大腰筋」と呼ばれるインナーマッスルです。インナーマッスルは使えるようになるためにけっこうな技術だったり練習だったりが必要、というイメージをお持ちの方もいらっしゃるかもしれませんが、けっこう簡単に働かせられるものなのです。もっとも、多くの方が足を股関節より高くなんて上げなくなっているのですから、多くの方の大腰筋は錆び付いていると思いますよ。

大腰筋の他にも、腹筋周りのインナーマッスルも稼働されます。これらが本項〝足の上げ下ろし〟運動の効用です。

使われなくなっていた筋肉が活性化する気持ち良さを、味わってみて下さい。

⑥ 足の上げ下ろし①

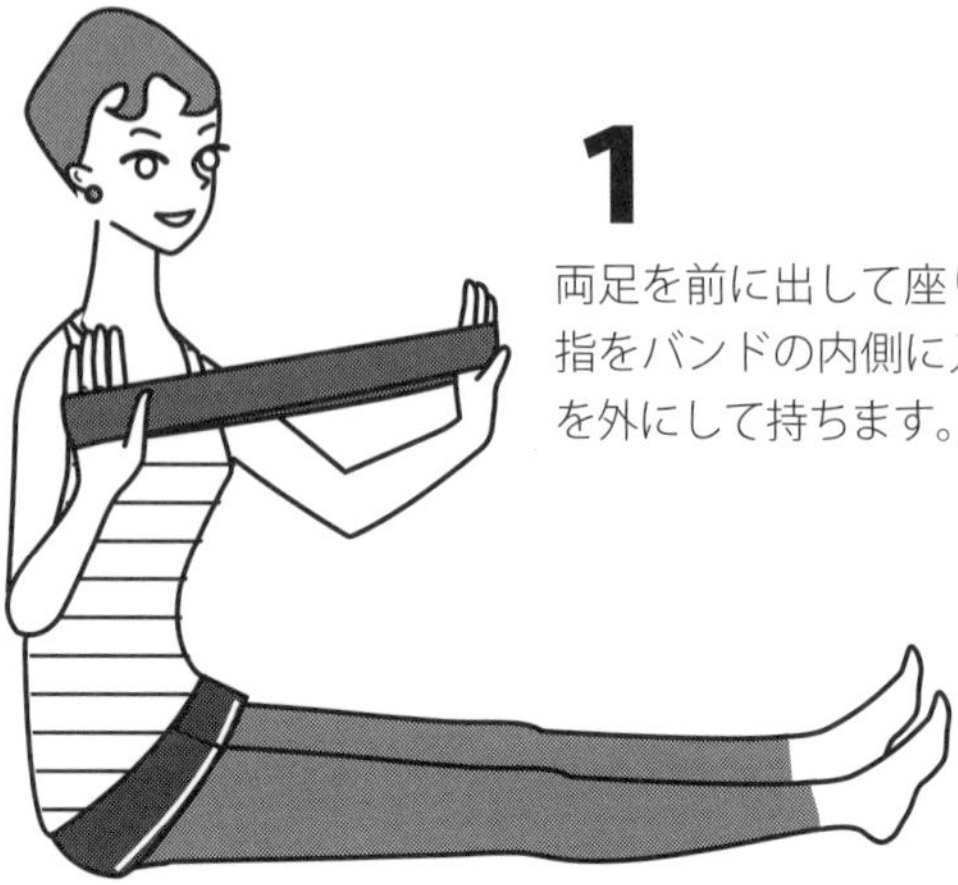

1

両足を前に出して座り、４本の指をバンドの内側に入れ、親指を外にして持ちます。

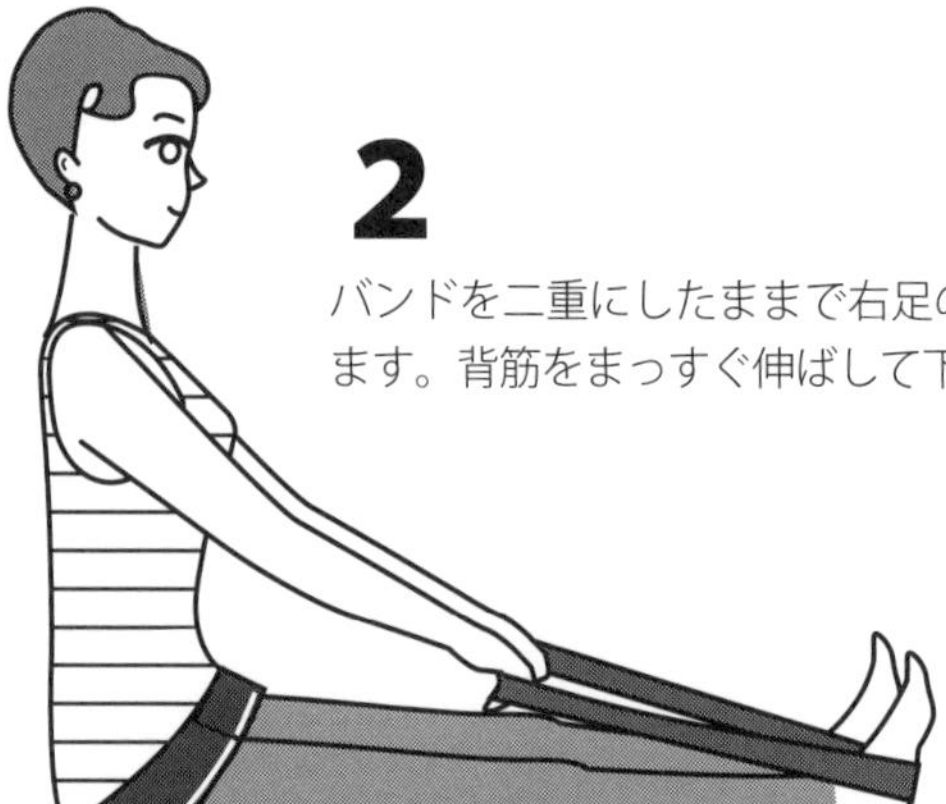

2

バンドを二重にしたままで右足の裏にかけます。背筋をまっすぐ伸ばして下さい。

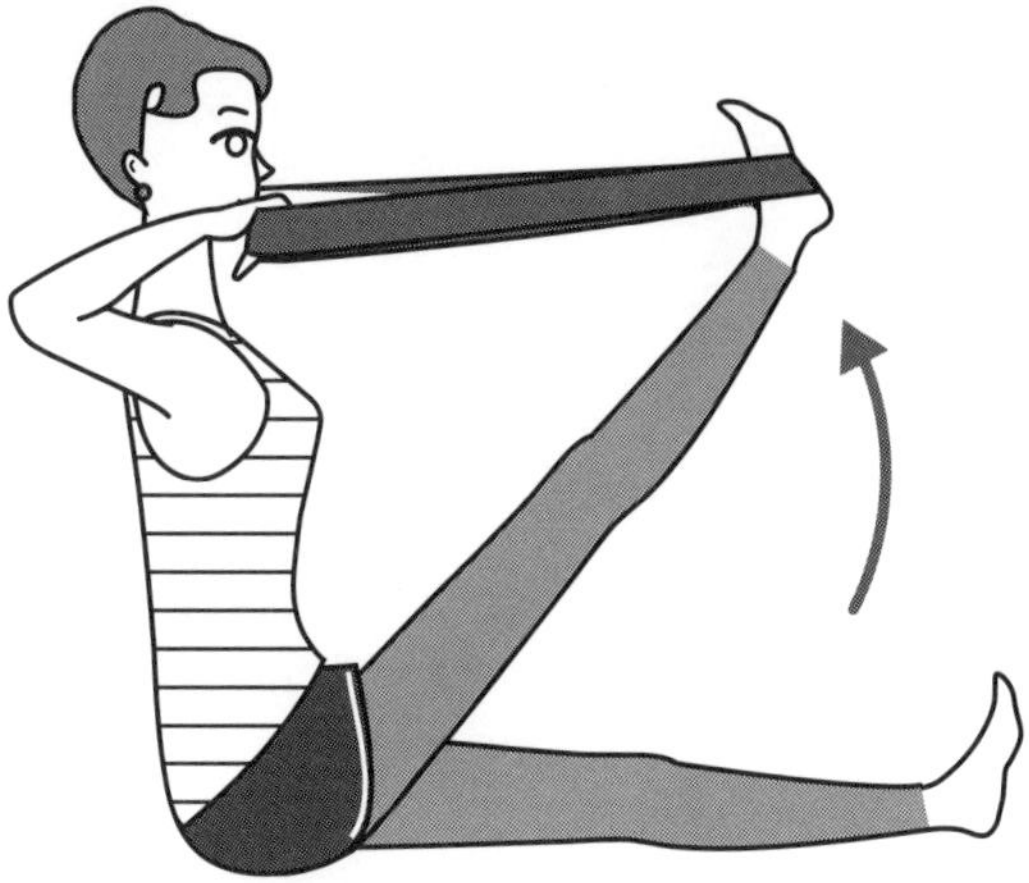

3

8拍息を吐きつつ、肘を張り、バンドを手前に引きながら、右足をゆっくり上げていきます。膝が曲がらないように、まっすぐ伸ばして行なって下さい。背中が丸くならないように背筋を伸ばして行ないましょう。

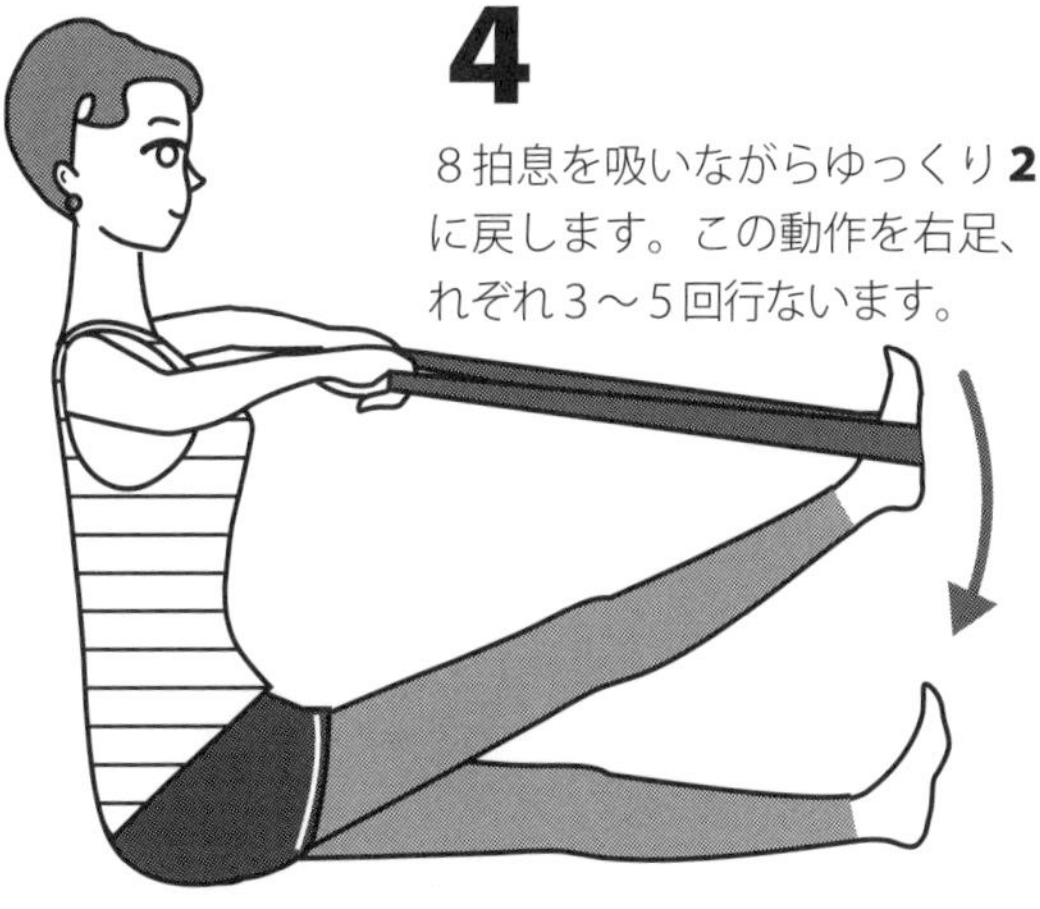

4

8拍息を吸いながらゆっくり**2**の状態に戻します。この動作を右足、左足それぞれ3～5回行ないます。

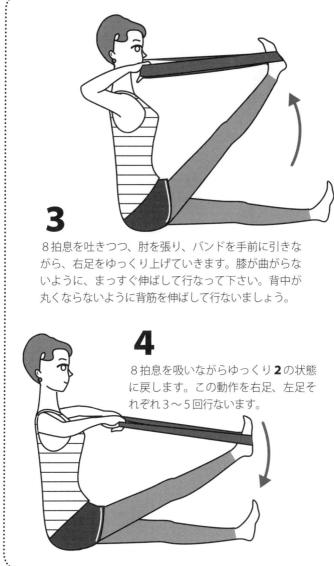

6 足の上げ下ろし②

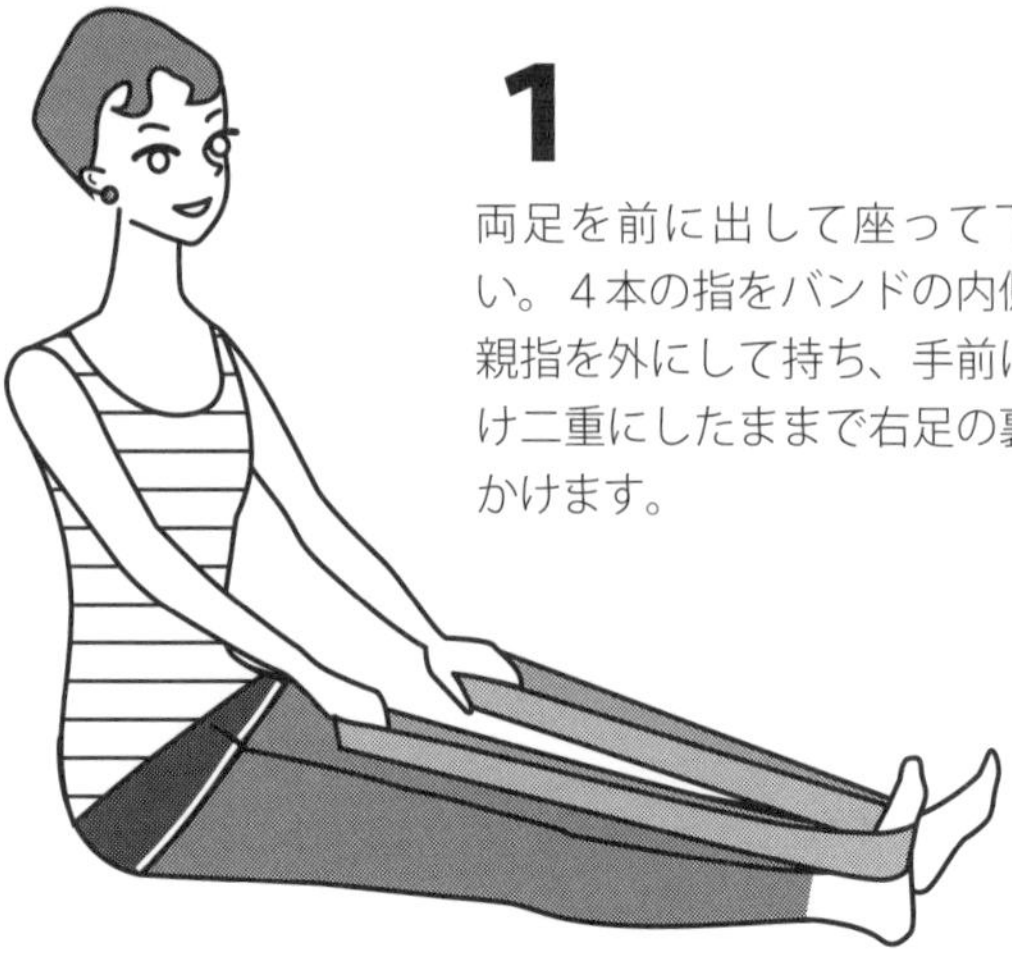

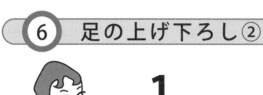

1

両足を前に出して座って下さい。４本の指をバンドの内側に親指を外にして持ち、手前に向け二重にしたままで右足の裏にかけます。

2

８拍息を吐きながら、肘を張ってバンドを手前に引き、思いっきり膝を胸に近づけていきます。背筋をまっすぐ伸ばしたまま行なって下さい。

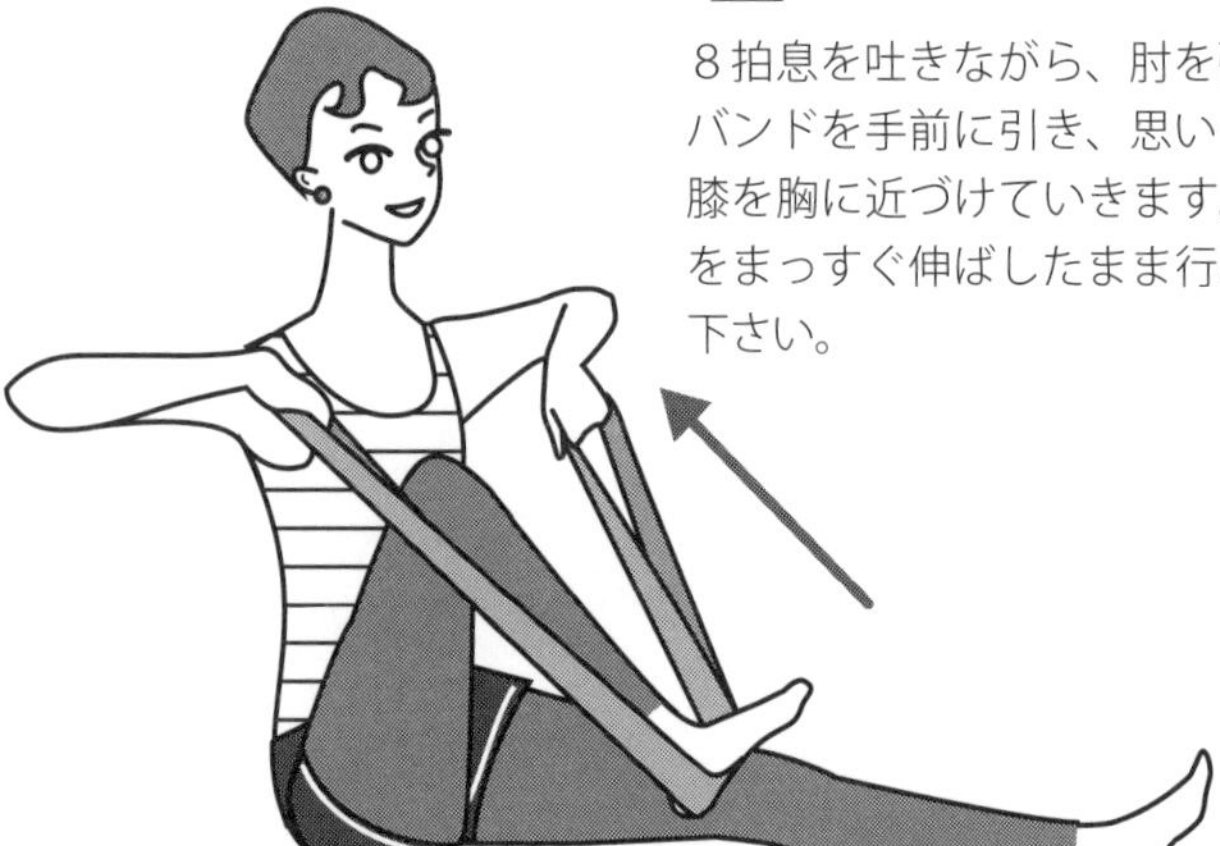

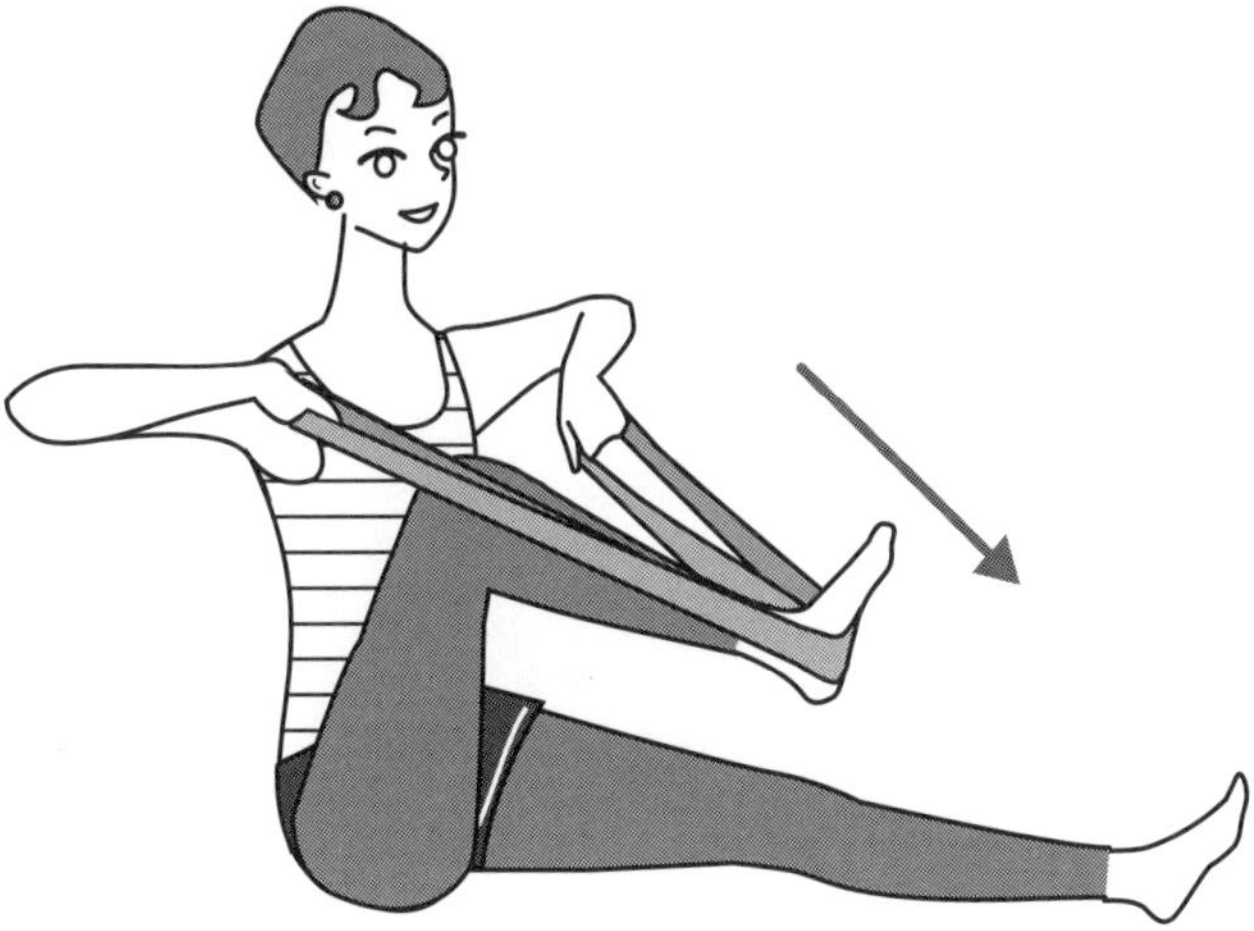

3

８拍息を吸いながらゆっくり**1**の状態に戻ります、この動作を右足、左足それぞれ３～５回行ないます。

7 背中を後ろに倒そう！

これはお家にフカフカのクッションだとか、ベッドとかがある方は、けっこうやられているかもしれませんね。でもきっと少数派でしょう。その証拠に、たまにホテルに宿泊する時なんかに、ベッドで〝うわーい！〟って後ろに倒れるの、やりたくなってしまうでしょう？　気持ち良いですよね。普段なかなかやっていないからなんですよ。

背中を反るようにして後ろに倒れる動きには、まさに〝伸び〟の気持ち良さがあります。でも、アルファビクスとしては。それだけではありません。

後ろに倒れる際には、必ずバランスをとるように、腹筋が使われます。それはごくごく自然に使われる、腹筋運動です。いわば全体として、とても良い〝体幹運動〟になるのです。

背中が固まっている人は、最初のうちはこの運動が気持ち良く行なえません。でも、運動自体が難しい訳ではありませんから、誰でも必ずできます。そして、やっているうちにどんどんほぐれて、気持ち良くなってくるのです。

固まった身体は、例えば腕の良いマッサージ師のような方の手にかからない限りは決してほぐれない、などというイメージをお持ちの方はいらっしゃいませんか？

人の身体というものは、正しく動かせばそれだけで健全にほぐれてくるのです。使われなくなっている所を使うようにするだけ、それだけが廃用症候群への対処法である事は、第1章で述べましたが、ここがアルファビクスの根幹です。

ちょっとした簡単な事で、人の身体は改善されていきます。それをぜひ、知っていただきたいのです。

7 背中を後ろに倒そう①

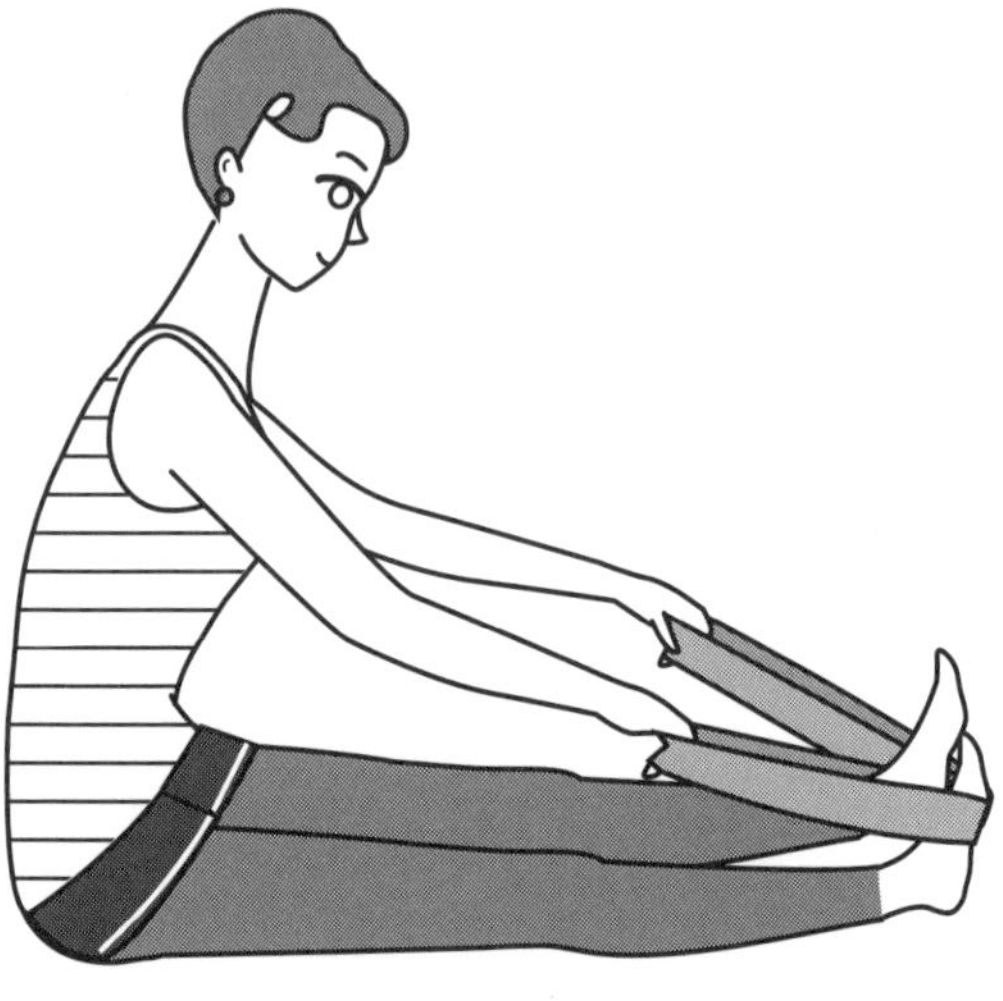

1

両足を前に出して座って下さい。４本の指をバンドの内側に親指を外にして持ち、手前に向けて二重にしたままで両足にかけて下さい。

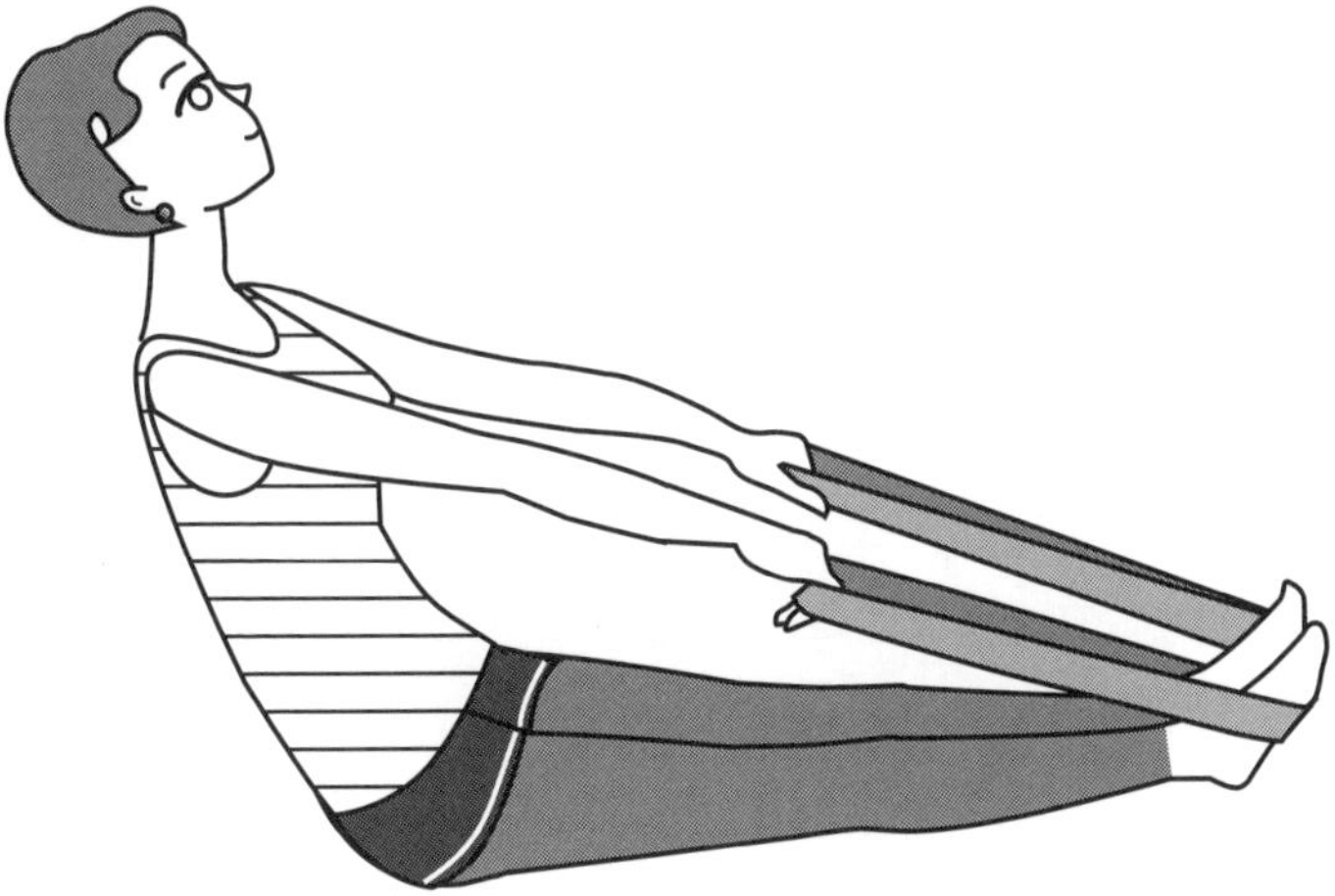

2

８拍息を吐きながら、頭、首、背中をまっすぐにしたまま上体を後ろに倒していきます。視線は斜め上方に向けて下さい。腹筋で支えられる範囲で倒します。８拍息を吸いながら上体を戻します。

⑦ 背中を後ろに倒そう②

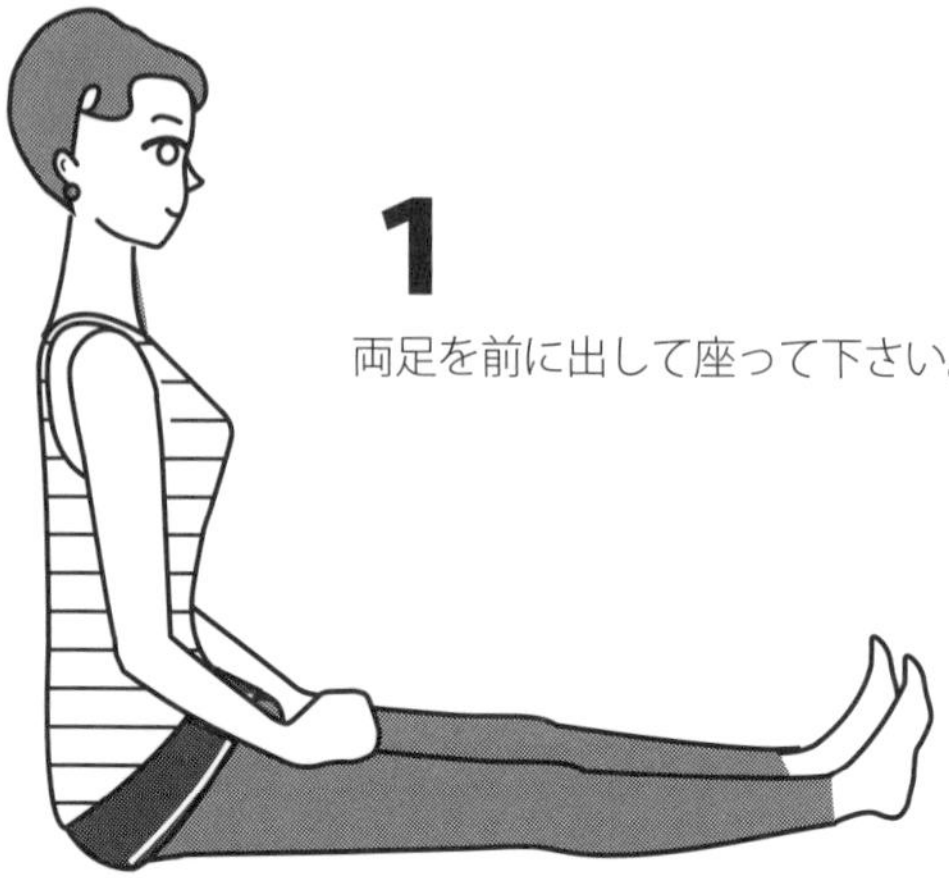

1

両足を前に出して座って下さい。

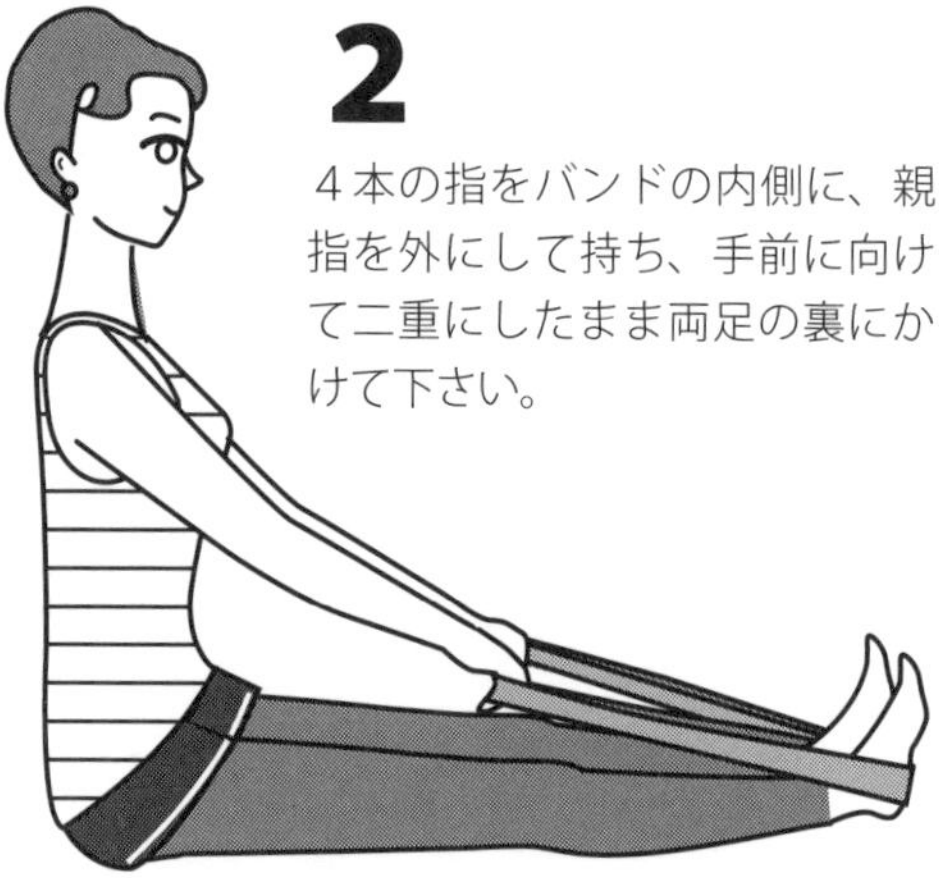

2

４本の指をバンドの内側に、親指を外にして持ち、手前に向けて二重にしたまま両足の裏にかけて下さい。

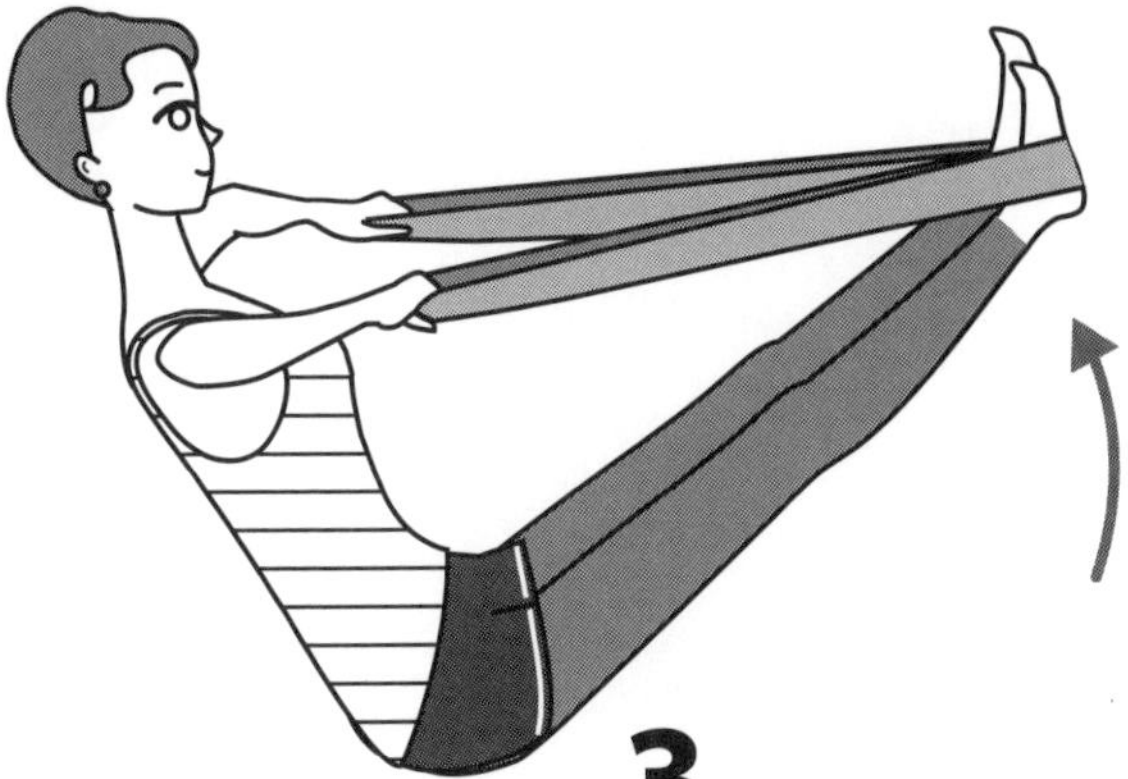

3

8拍息を吐きながら上体を後ろに倒しつつ、バンドを手前に引き両足を上げ、V字バランスをとります。下腹部を意識して行なって下さい。

4

8拍息を吸いながらゆっくり**2**の状態に戻します。この動作を5～6回行なって下さい。

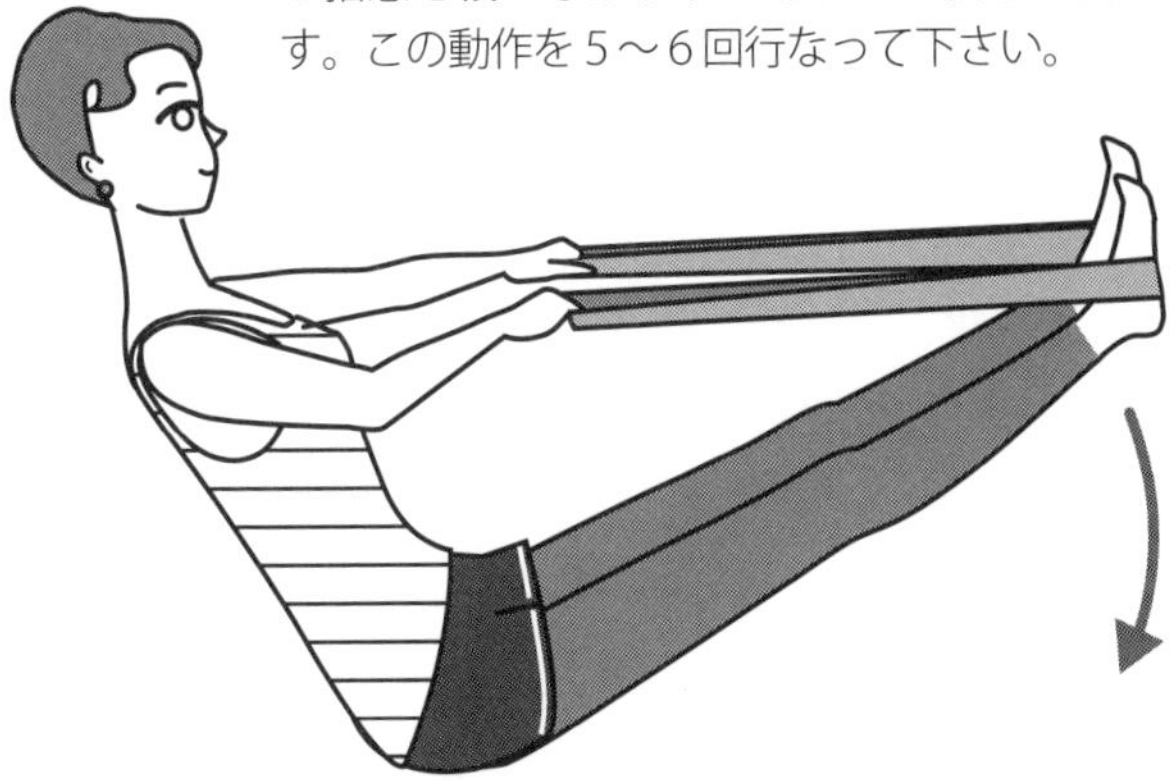

8 前に倒そう！

後ろに倒れるのも気持ちいいですが、前に倒すのも、また別の気持ち良さがあります。それは、身体の後面側が伸ばされる気持ち良さです。

立位体前屈なんて、もう何年もやっていないのではありませんか？　子供の頃は体育の授業でやりましたけどね。ぐうーと前に倒していく時、身体が柔らかい人もそうでもない人も、あの独特の気持ち良さは感じていたと思います。

ただし、無理をしてはいけません。無理をすれば身体を痛めて、もう二度とその運動はやりたくなくなってしまいます。

アルファビクスでは、決して身体に無理をさせません。どこまで倒せるか、などのような外見的な結果などはどうでもいいのです。そこにこだわれば、遠からず、身体を痛めてしまう羽目になります。

それよりも、小さな動きの中ででも、確実にその気持ち良さを感じていく事が大切です。感じられれば、必ずもっともっとやりたくなります。もっともっとやっていけば、必ず身体は柔軟性を取り戻すのです。

長続きしないのは、根性がないからではなく、快感に鈍感になっているからかもしれませんよ。

ついでに背中を丸くして行なうことで腰痛予防にもなります。

8 前に倒そう！①

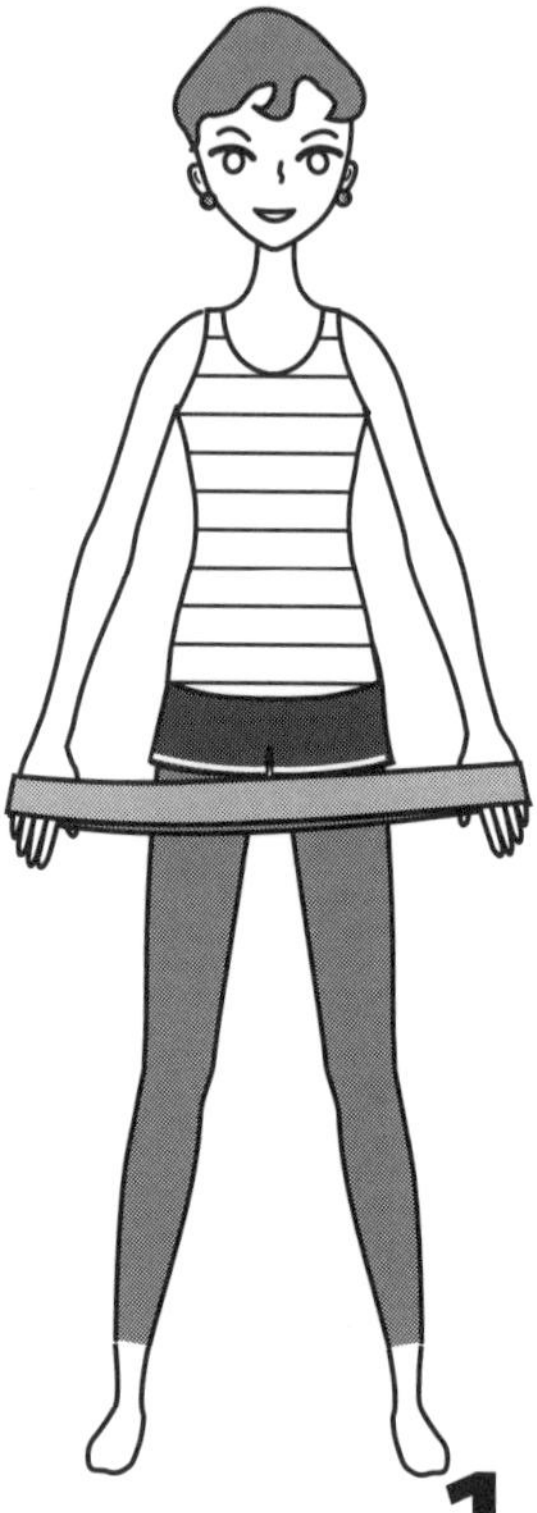

1

足を肩幅に開き、つま先を前方に向け両足を平行にして立って下さい。４本の指をバンドの内側に親指を外にして持ちます。

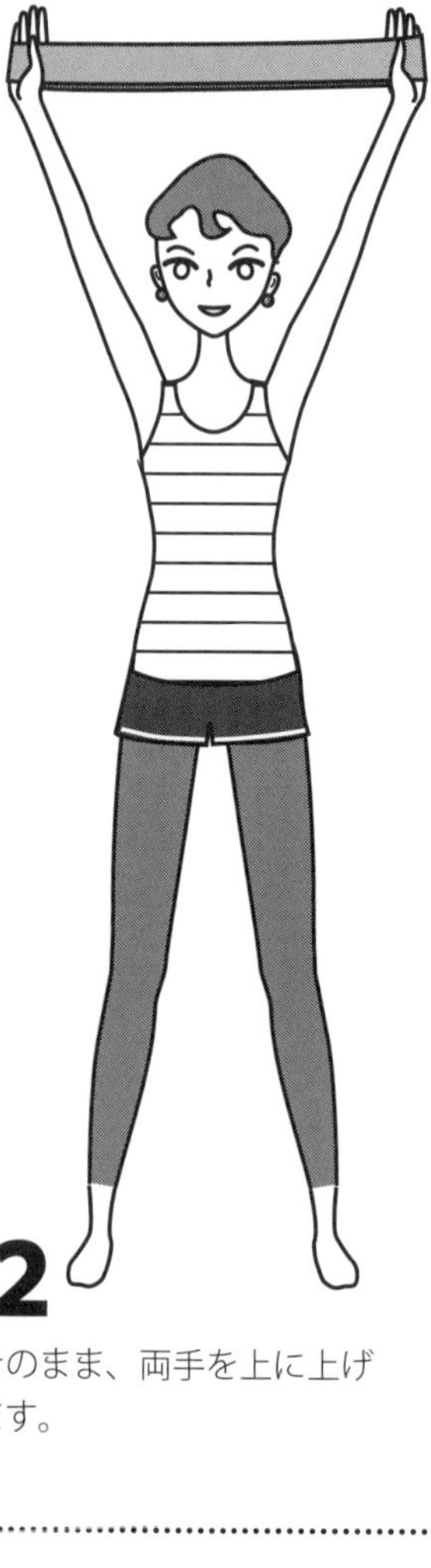

2

そのまま、両手を上に上げます。

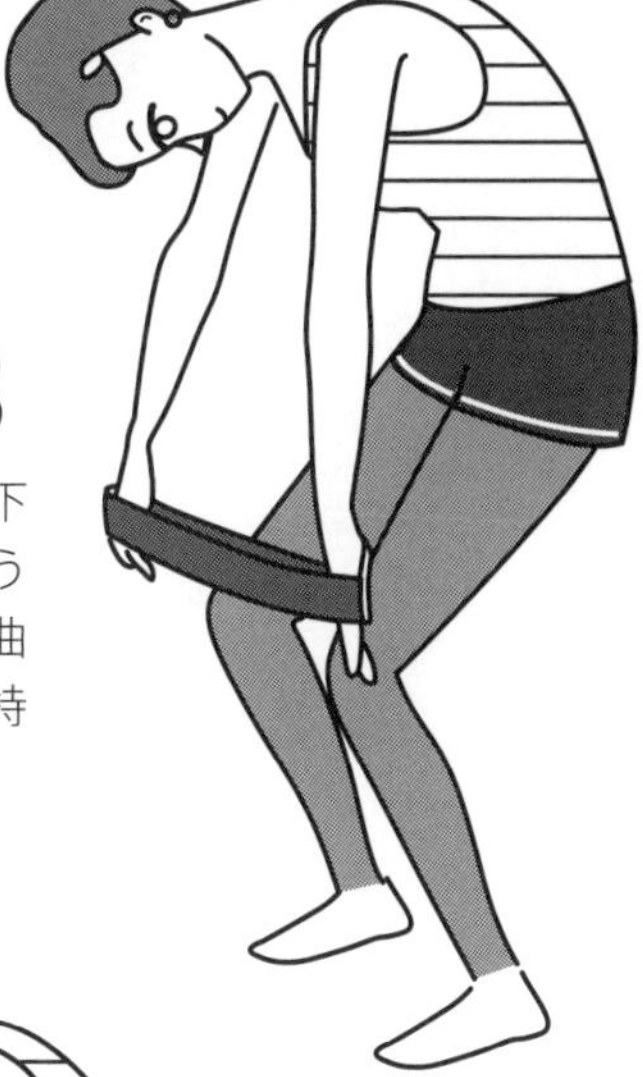

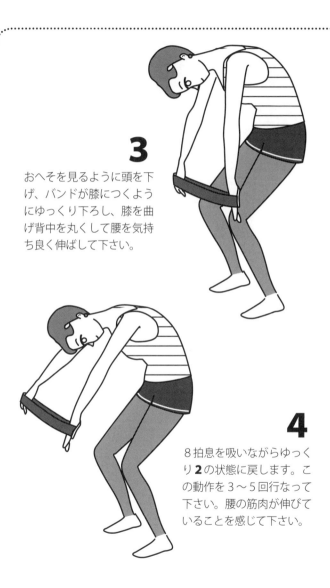

3

おへそを見るように頭を下げ、バンドが膝につくようにゆっくり下ろし、膝を曲げ背中を丸くして腰を気持ち良く伸ばして下さい。

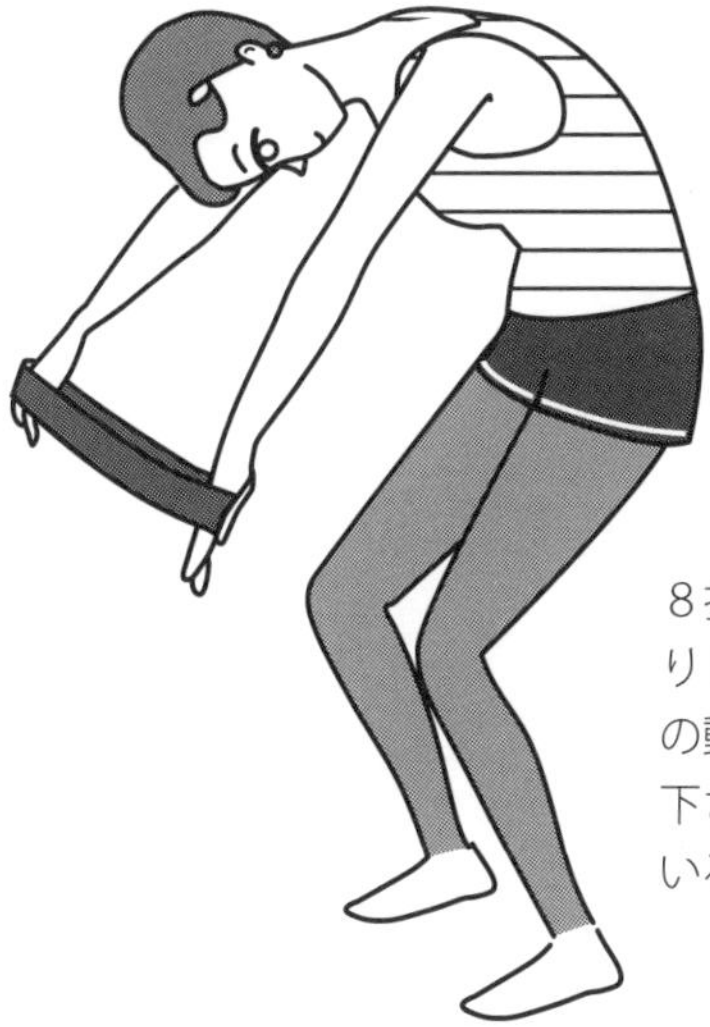

4

8拍息を吸いながらゆっくり**2**の状態に戻します。この動作を3～5回行なって下さい。腰の筋肉が伸びていることを感じて下さい。

8 前に倒そう！②

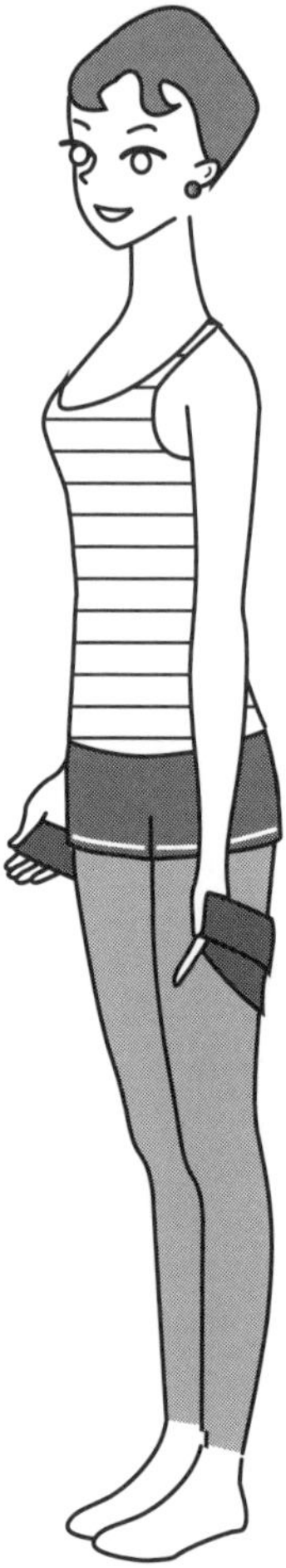

1

足を閉じて立って下さい。バンドをももの後ろに回し、４本の指をバンドの内側に親指を外にし、手のひらを前に向けて持ちます。

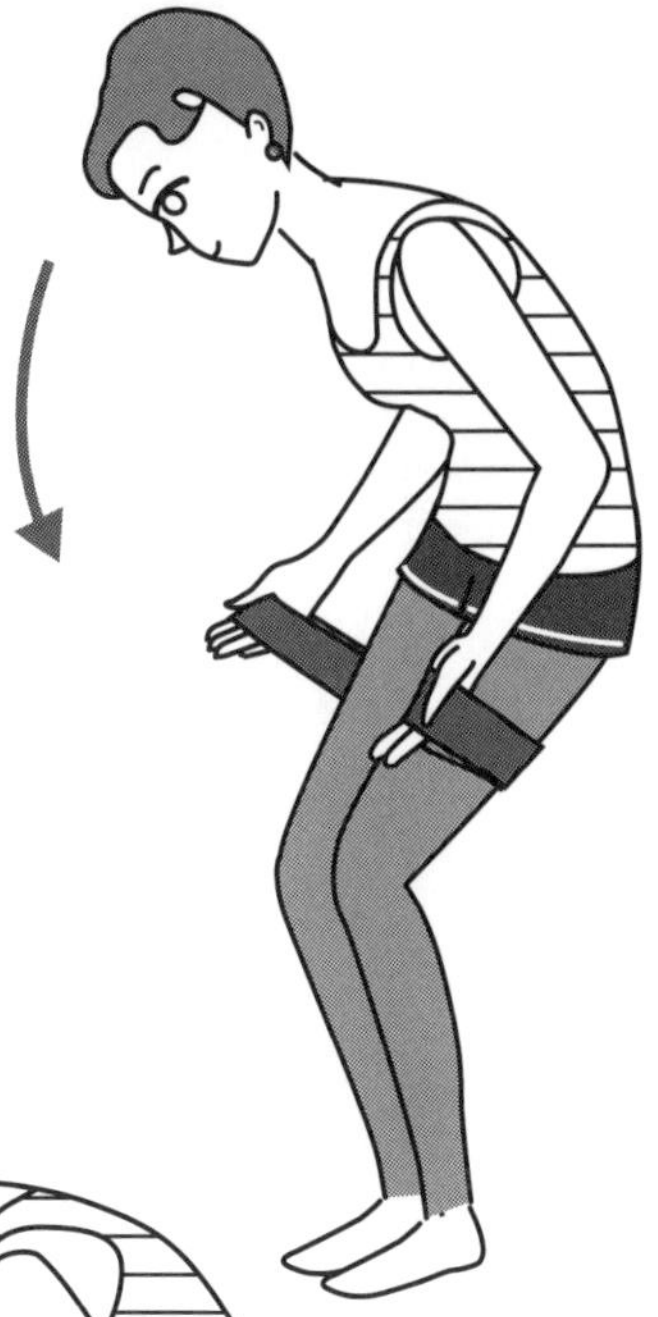

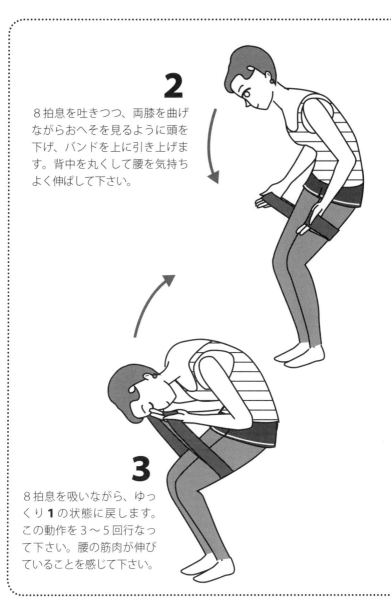

2

8拍息を吐きつつ、両膝を曲げながらおへそを見るように頭を下げ、バンドを上に引き上げます。背中を丸くして腰を気持ちよく伸ばして下さい。

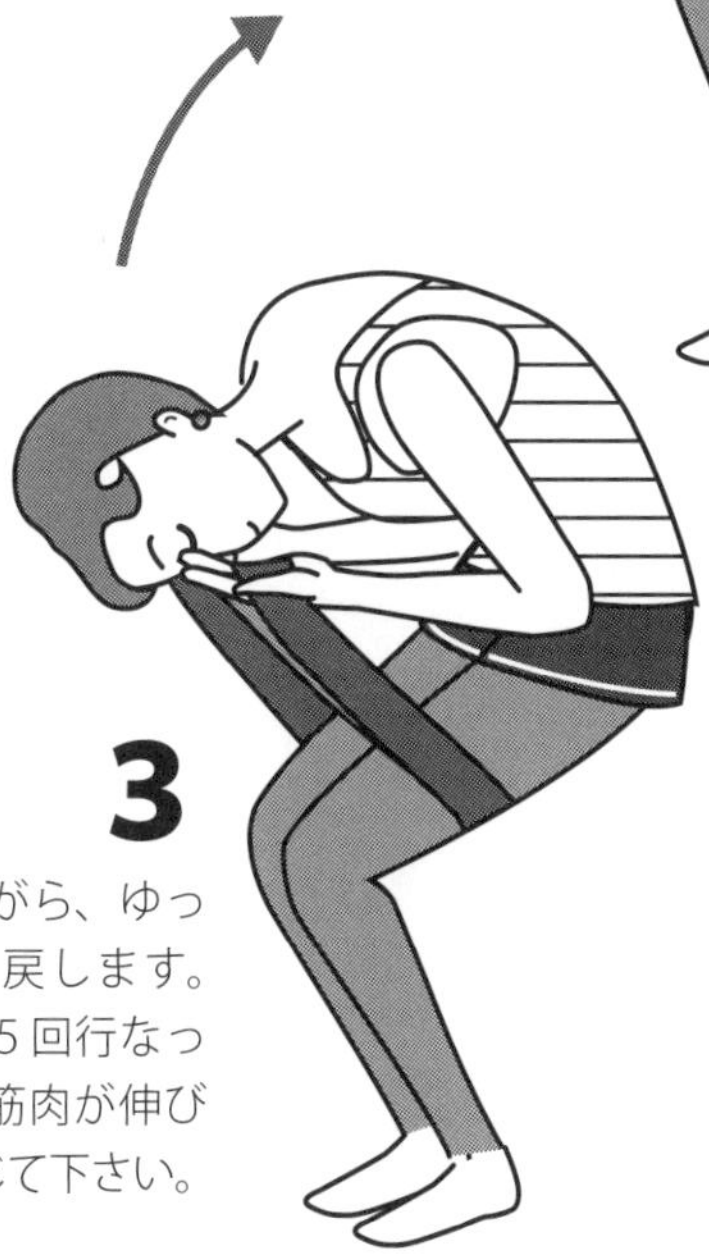

3

8拍息を吸いながら、ゆっくり**1**の状態に戻します。この動作を3～5回行なって下さい。腰の筋肉が伸びていることを感じて下さい。

8 前に倒そう！③

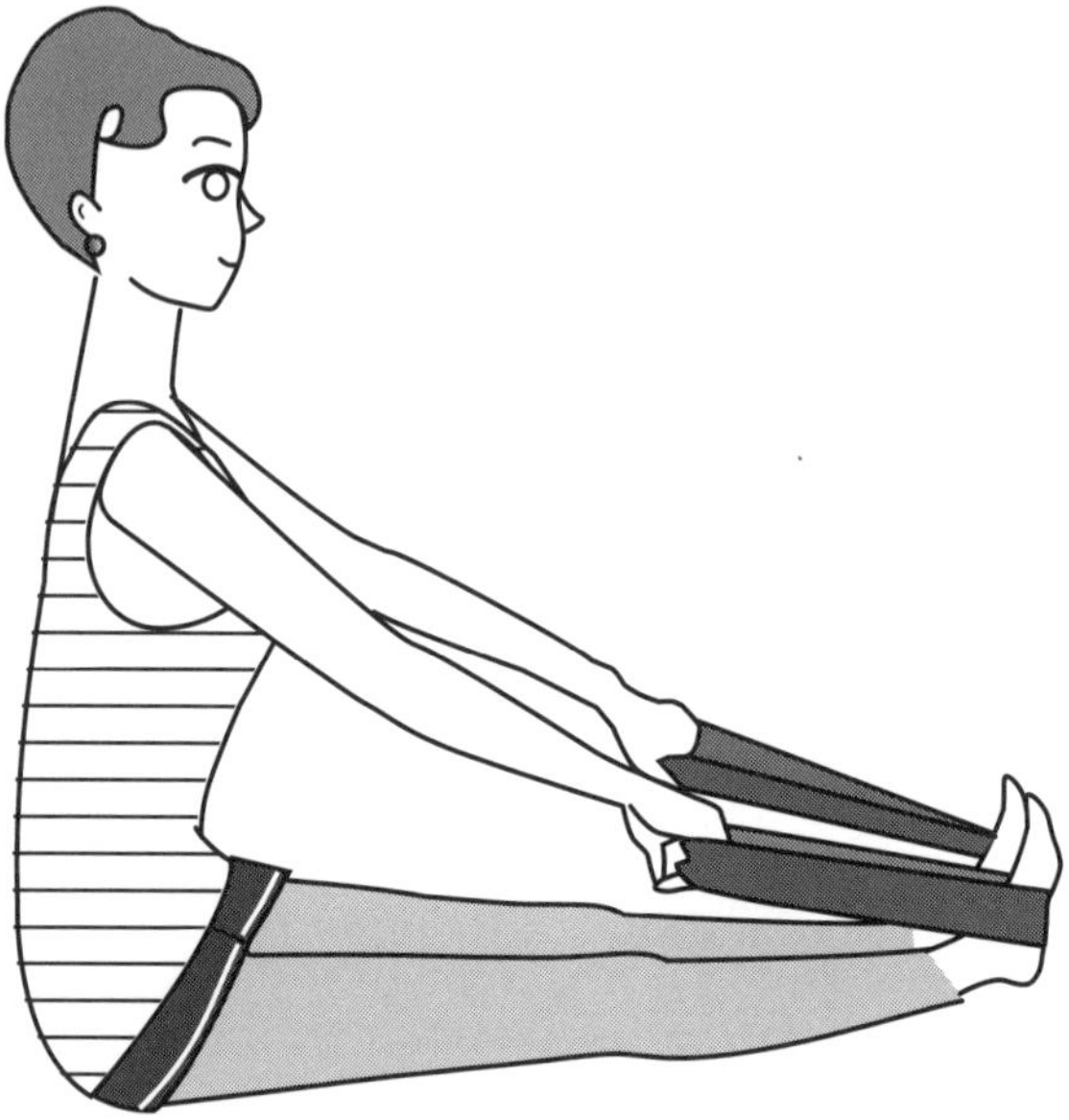

1

両足を前に出して座って下さい。４本の指をバンドの内側に親指を外にして持ち、手前に向けて二重にしたままで両足にかけて下さい。

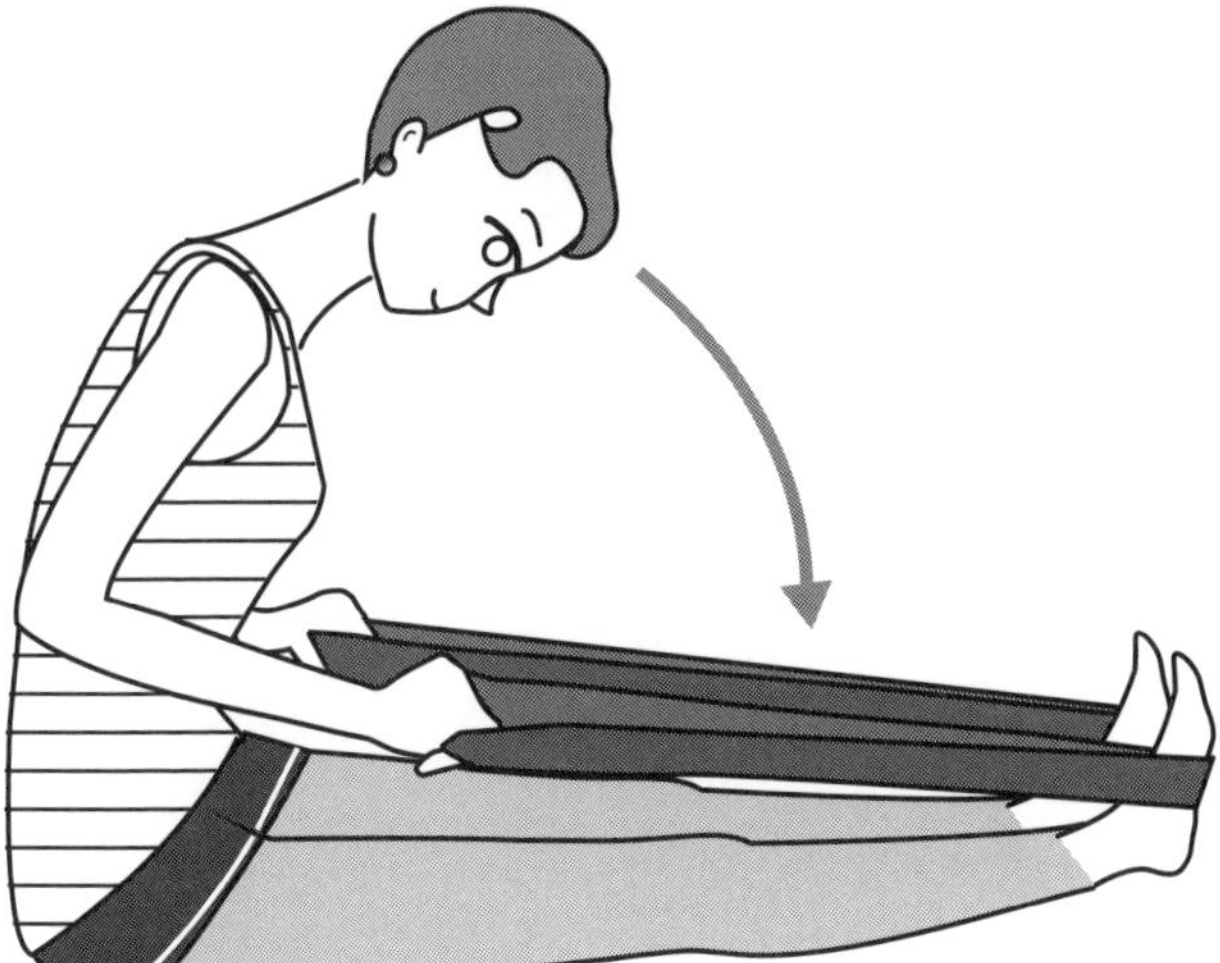

2

肘を張ってバンドを引きつつ、8拍息を吐きながら上体を前に倒していきます。8拍息を吸いながら、ゆっくり上体を戻します。

9 足を上げよう！

3章でも触れましたが、人は床にぺたんと座った状態からさらに足を上げろと言われたら、なかなか容易にはできません。けれども、バンドの補助があると、いとも簡単にできるようになります。もちろん、痛みが伴う訳ではありませんから、身体に無理をさせている訳でもないのです。いわば、〝本来できるはずなのに、完全にできなくなっている動き〟なのです。

本項では、バンドの補助を借りて、足を普段以上に大きく動かしてみましょう。自分の身体はこんなに動くのかと驚くかもしれません。何を隠そう、股関節こそが人体最大の関節であり、肩関節に匹敵するほどの自由度を持つ部位なのですから。実は自分が驚くほどの可能性を秘めているのが股関節なのです。

本来大きく動くはずの関節をわずかしか動かさなくなっていれば、当然、固まっていきます。身体は〝必要ない〟と判断してしまうのです。

だからたまには、バンドの補助を借りてでも、大きく動かす感覚を取り戻してあげる必要があるのです。そこには必ず〝本来あるべき動きを取り戻す〟気持ち良さがあります。

それを取り戻せたら、人の身体の可能性というのは、どんどん拡大していくのです。

気がついたら、驚くほど足が上がるようになっている自分がいるかもしれませんよ！

⑨ 足を上げよう！①

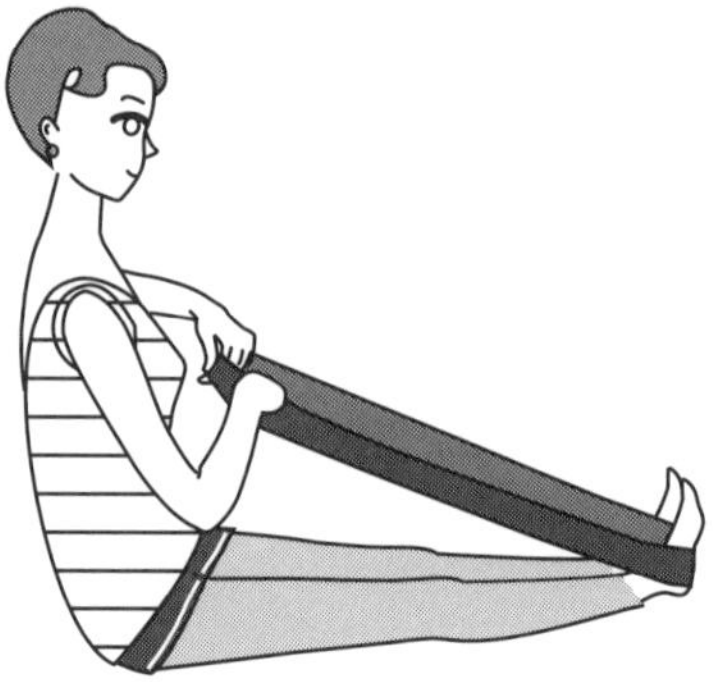

1

両足を前に出して座り、右足の裏にバンドをかけます。４本の指をバンドの内側に入れ、親指を外にして持ちます。

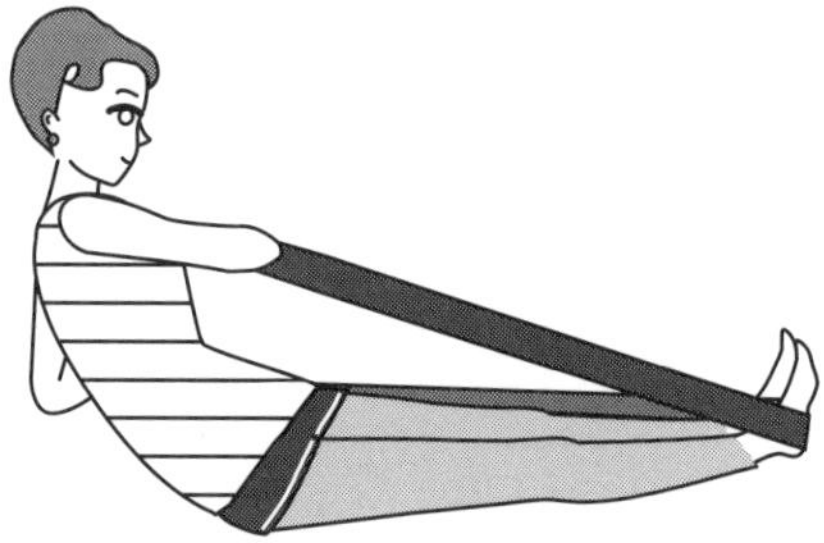

2

肘をつきながら、ゆっくりと、

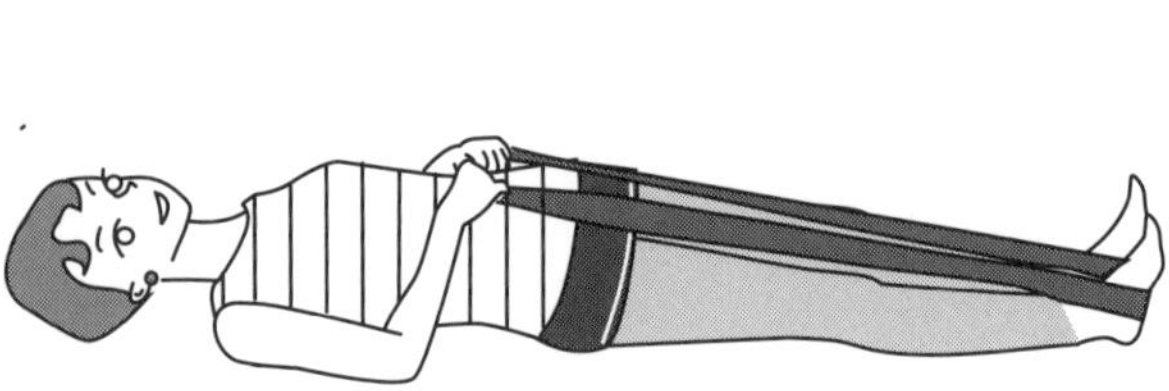

3

仰向けに寝た姿勢になります。

4

腕を伸ばして、

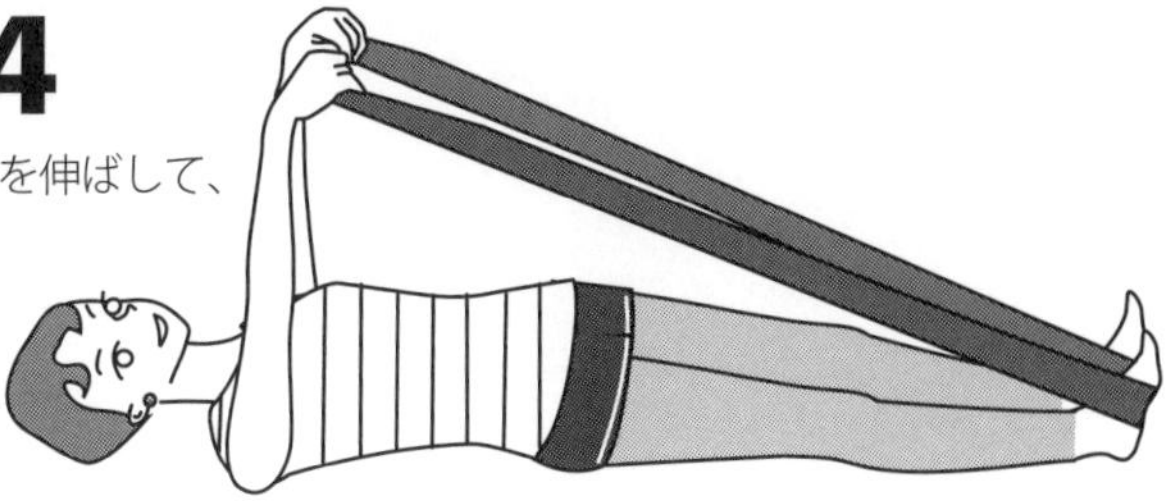

5

8拍息を吐きながら、バンドを頭の上の方に引き上げて、足を上げていきます。

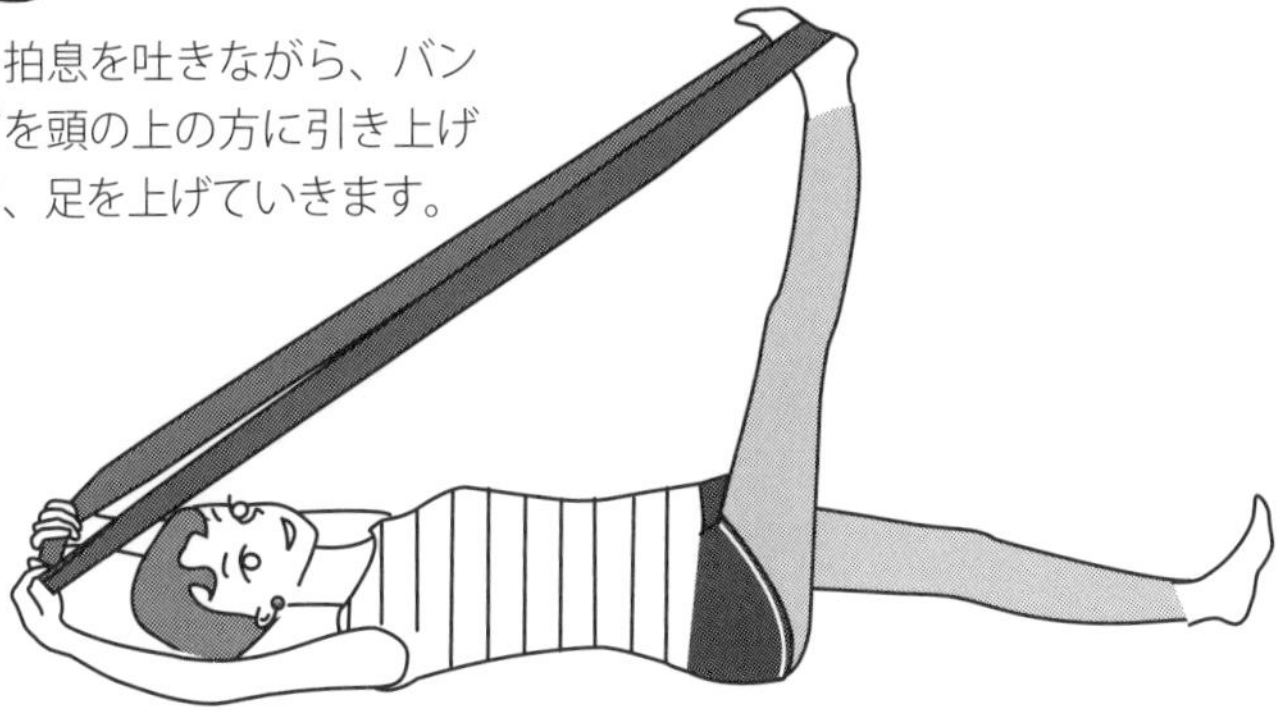

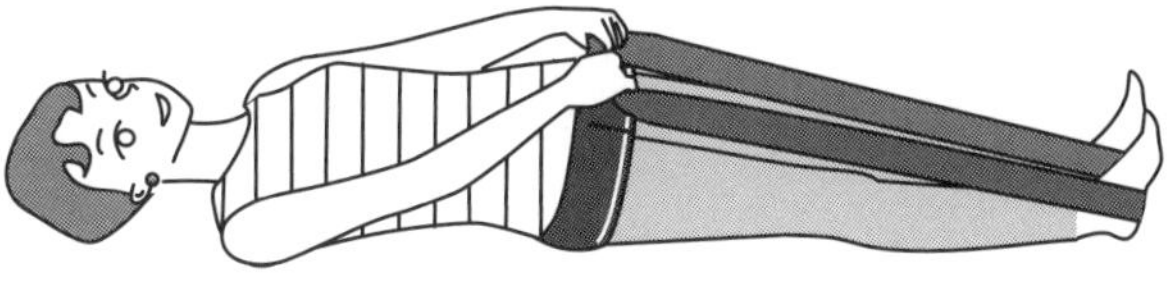

6

8拍息を吸いながら、ゆっくりと足を下ろします。この動作を右足、左足それぞれ2回ずつ行ないます。

9 足を上げよう！②

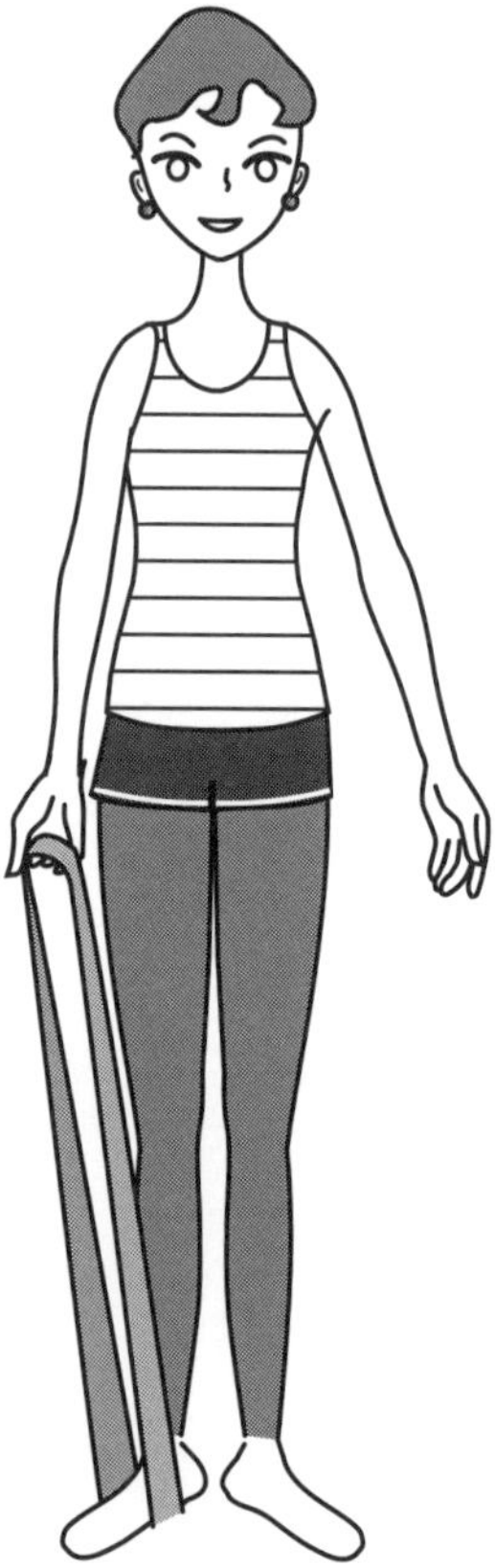

1

かかとをつけて、つま先を 90 度に開いて立ち、右足にバンドをかけます。４本の指をバンドの内側に入れ、親指を外にして下から持ちます。

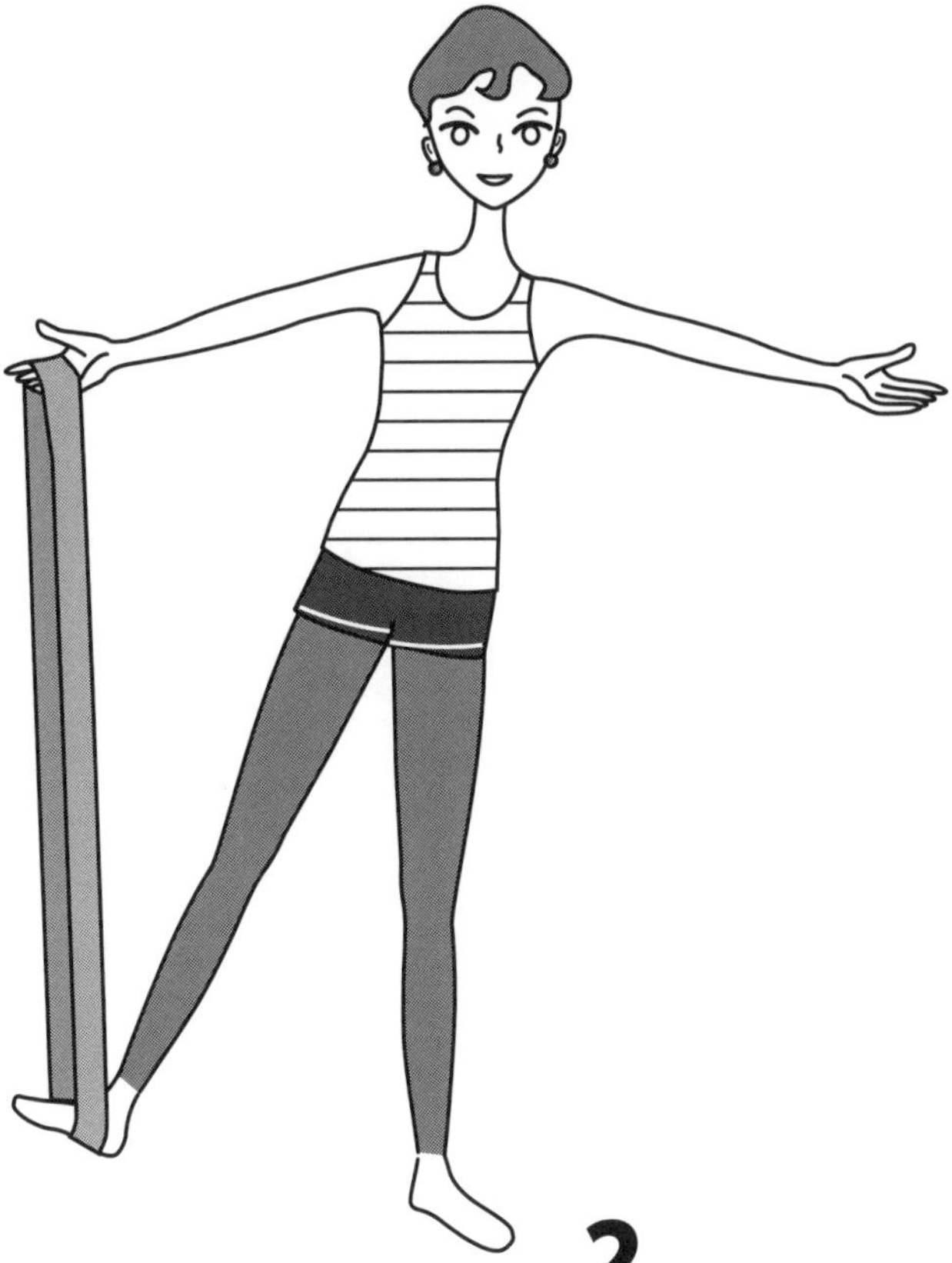

2

８拍息を吐きつつ、両手を上げながら、右足をつま先の方向（右斜め前方）に引き上げていきます。８拍息を吸いながら**1**の状態に戻ります。

10

お腹を引き締めよう!

これは男女共通の切実な望みですね。人というのは、どうしてお腹がたるんでいるとあんなにカッコ悪く見えるのでしょう?

ジムへ行って死ぬほど腹筋運動をすればなんとかもなるのかもしれませんが、大変ですし続かなそうですし、よしんばある程度続いたとしても、腹筋運動のやりすぎで身体を痛めてしまうなどというのも、よくある話です。そもそも、腹筋運動をするのがお腹を引き締める事につながるのでしょうか? そこがすでに疑問だったりもします。ここはもっと現実的なセンで考えてみましょう。

すでに述べました通り、多くの方は体幹をあまり使わずに日常生活を送っています。背中もお腹も動かしません、だからどんどん動かなくなっていきます。動かないのだからどんどん動かそうともしなくなって、より一層動かなくなっていきます。これもすでに述べた「廃用症候群」の図式そのままです。

動かすようにすればいいのです。それほどハードな運動をする必要はありません。その代わり、お腹周りは本来どのように動かせるものなのかを考えてみて下さい。前に倒す、だけじゃないはずです。

お腹には前面に腹直筋、脇には斜め方向に走行する外腹斜筋、内腹斜筋、一番奥には真横方向に走行する腹横筋という筋肉があります。つまり、お腹は本来、それほどに多層構造にして、いろいろな深さの動きというものがあるのです。

バンドの力を借りると、どの運動も非常に楽にできます。楽なのですが、久しく体験していなかった動き、それを味わわせてくれるのです。

簡単な動きで、お腹を引き締めるには十分です。その代わり、お腹の多層構造とそこに生じる動きの感覚をこそ、噛み締めて下さい。

10 お腹を引き締めよう！①

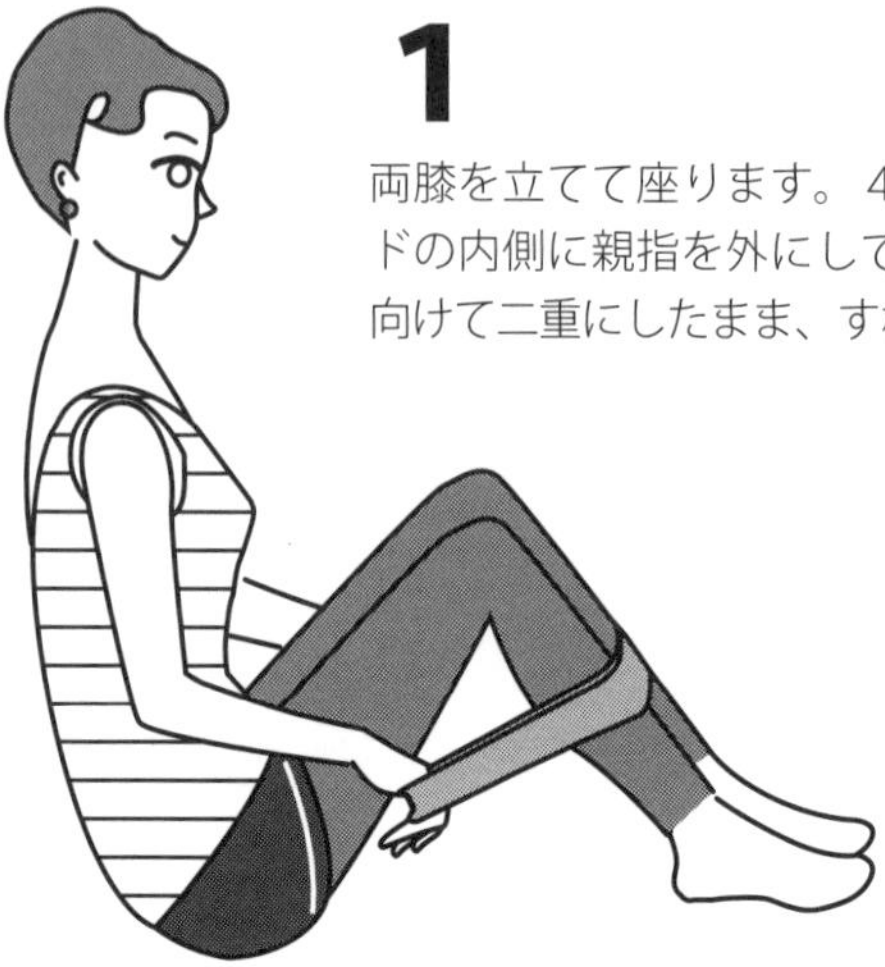

1

両膝を立てて座ります。４本の指をバンドの内側に親指を外にして持ち、手前に向けて二重にしたまま、すねにかけます。

2

床に両肘をつきながら、ゆっくり仰向けに寝て下さい。

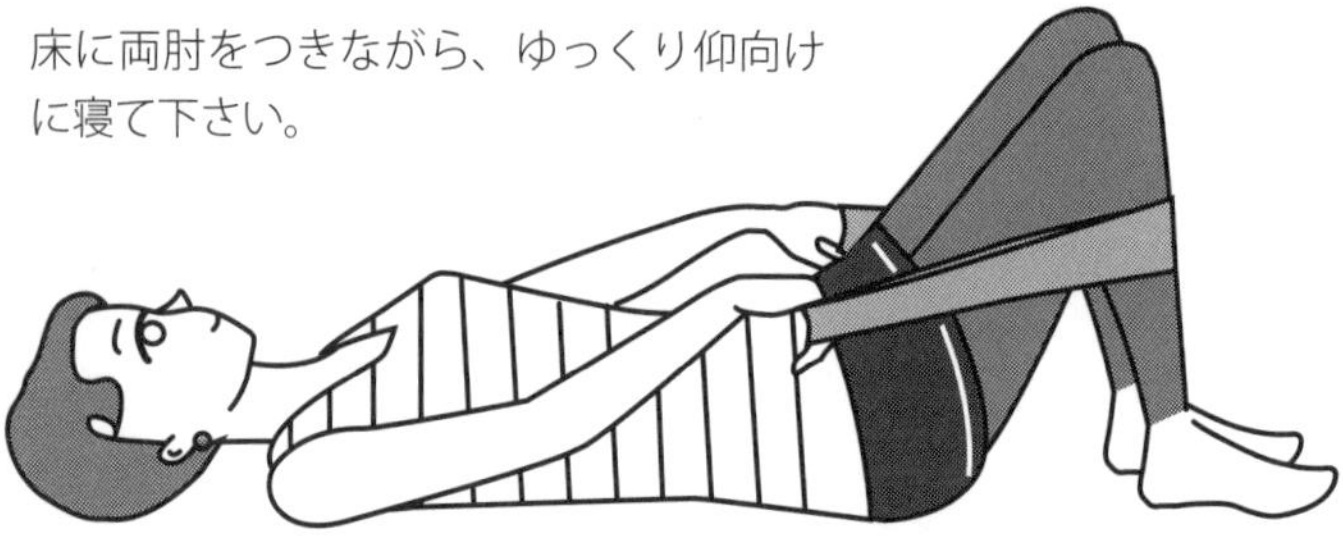

3

８拍息を吐きながらバンドを手前に引き、思いっきり両膝を胸に近づけて下さい。

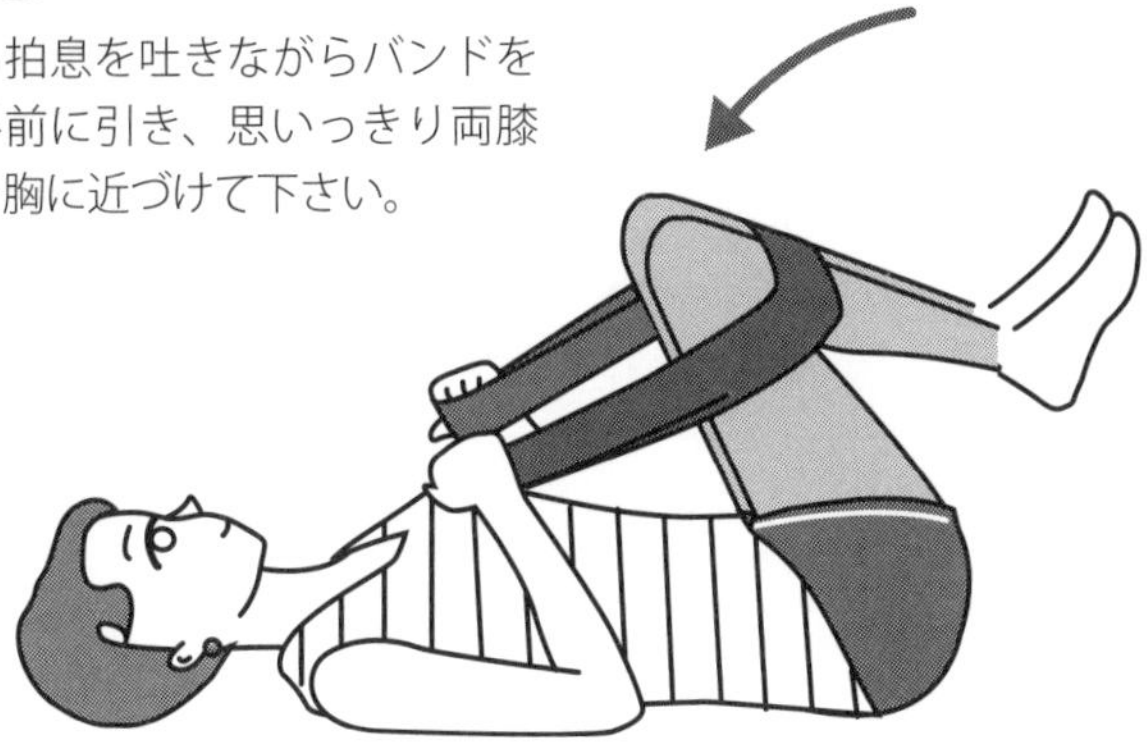

4

８拍息を吸いながらゆっくり**2**の状態に戻します。この動作を５～８回行なって下さい。

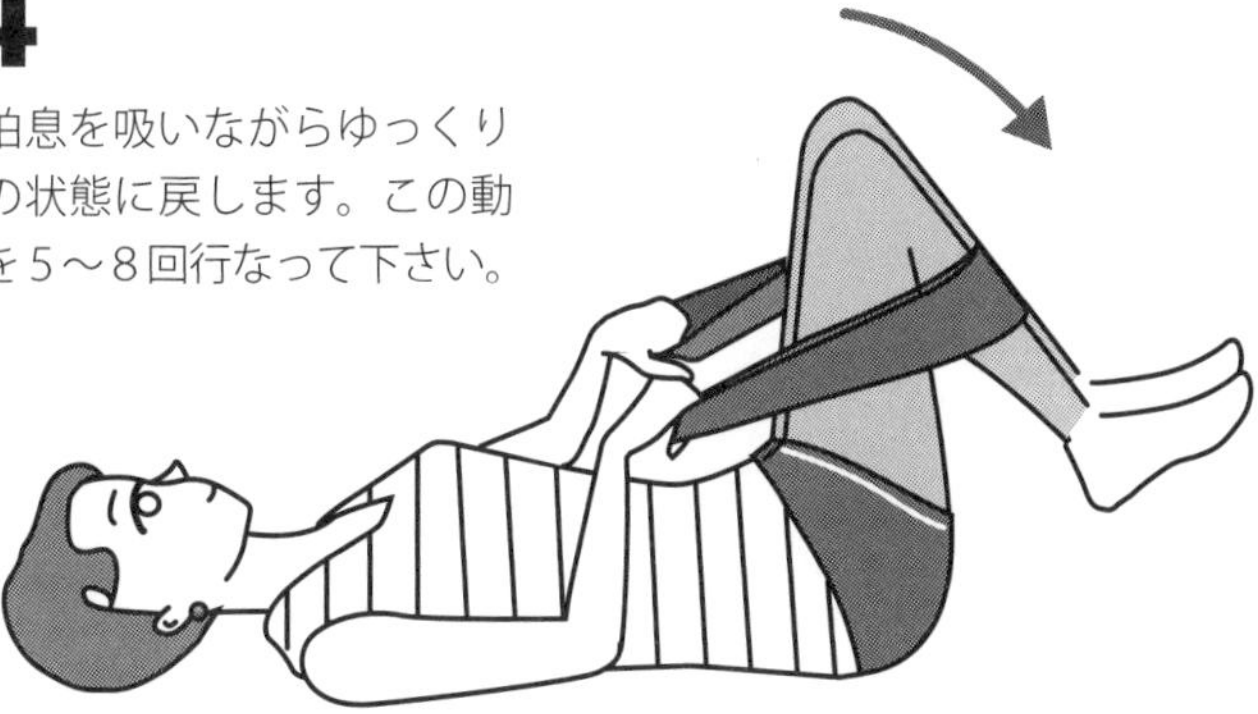

10 お腹を引き締めよう！②

1

４本の指をバンドの内側に、親指を外にして持ち、両肘を床につきながらゆっくり仰向けに寝て下さい。膝を立て、足を腰幅程度に開きます。

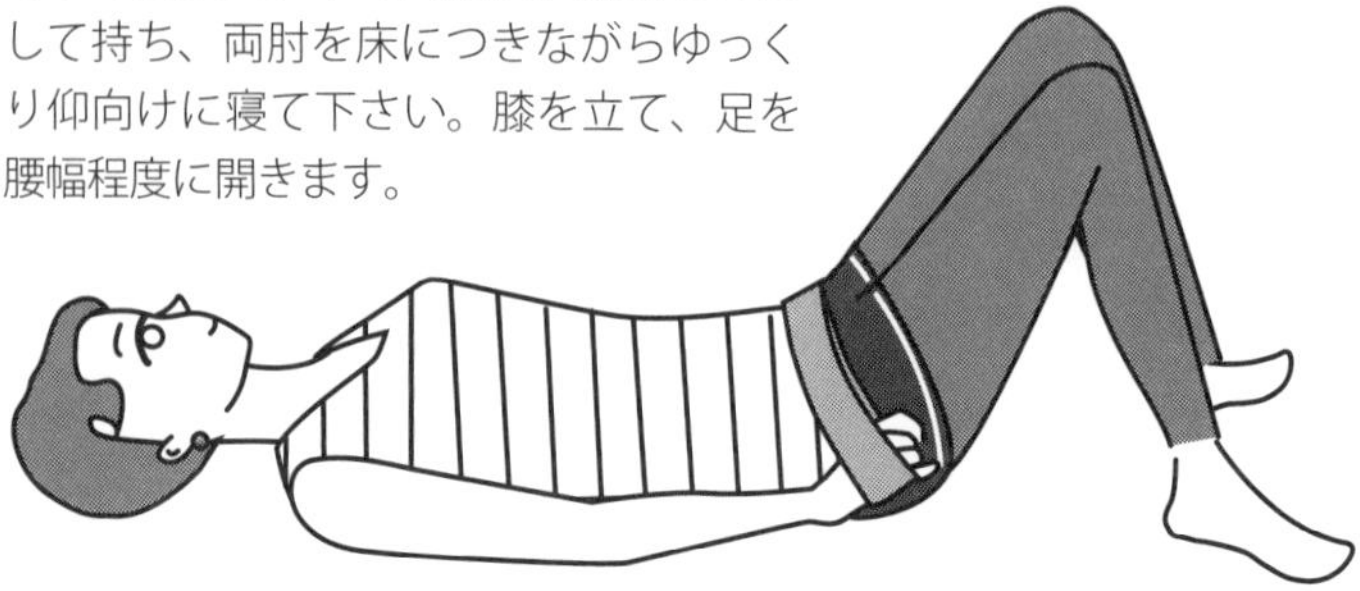

2

バンドを頭の後ろにかけます。首ではなく頭の後ろにかけて下さい。

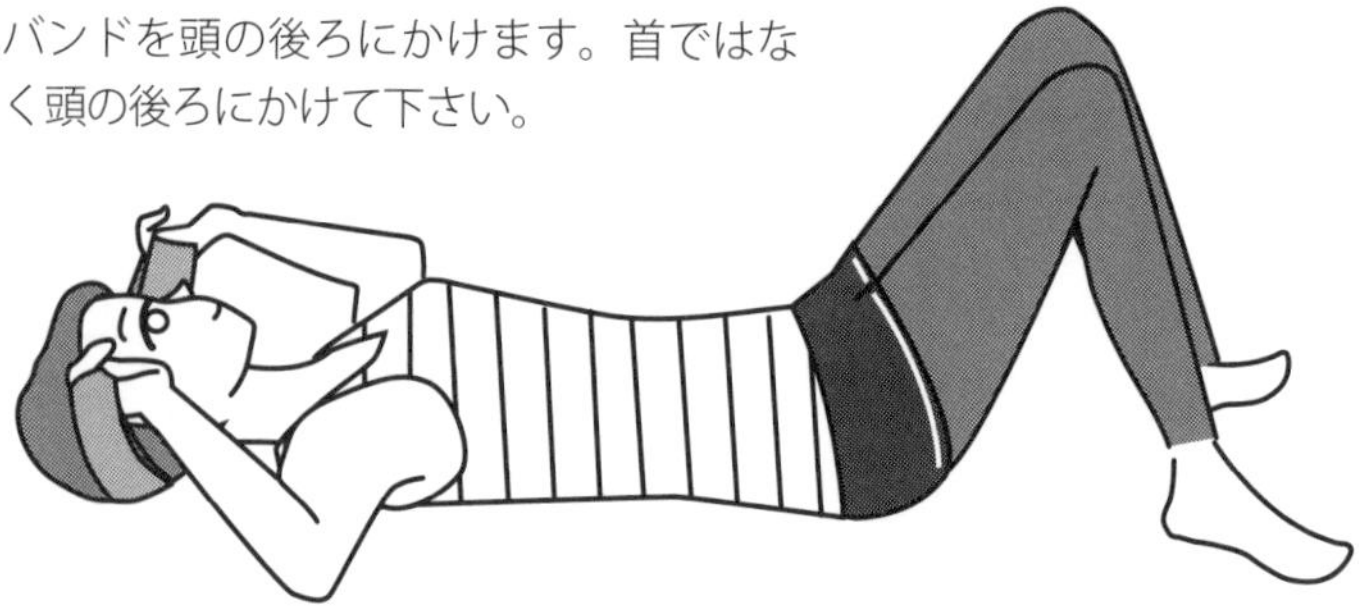

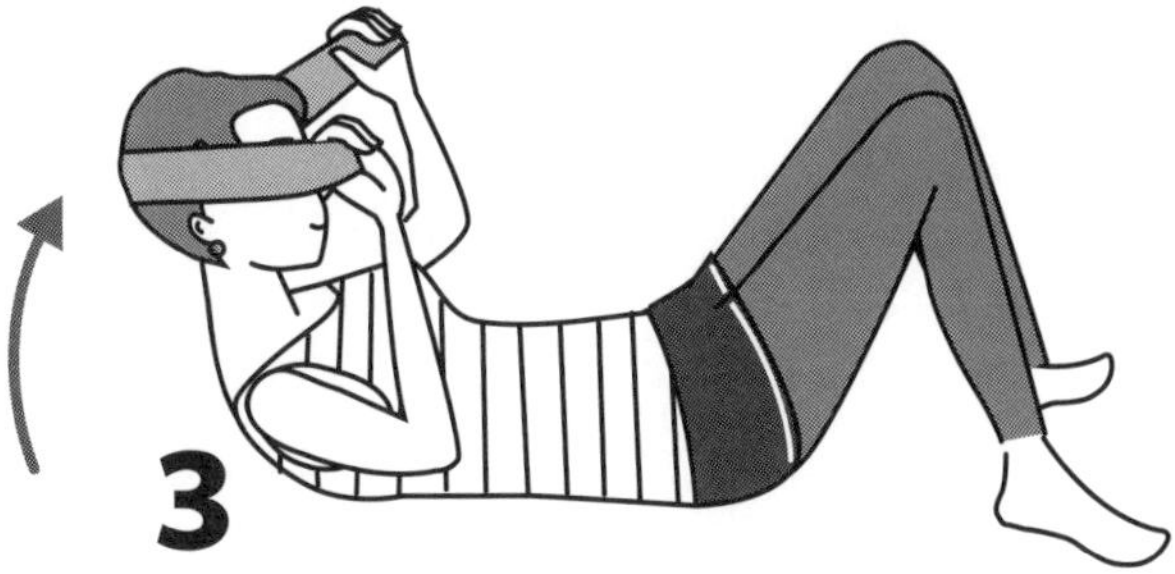

3

８拍息を吐きながらバンドを上に引き上げ、おへそを見るように上体を起こしていきます。肩甲骨が浮くあたりまで起こしましょう。下腹部を意識しながら行なって下さい。

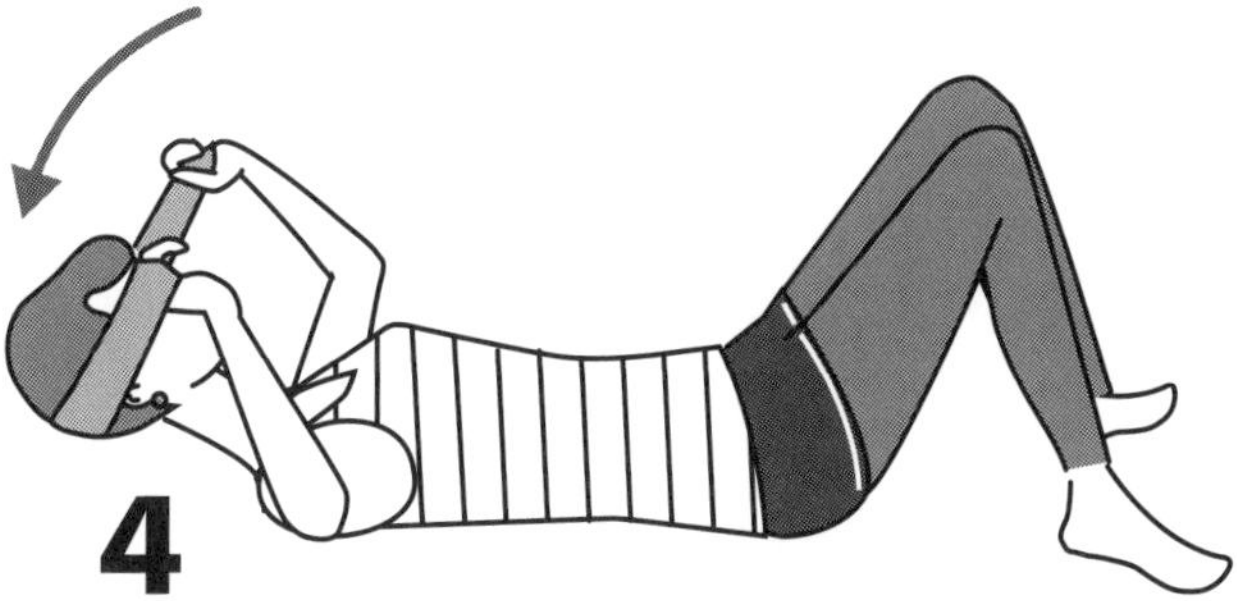

4

８拍息を吸いながらゆっくり**2**の状態に戻します、この動作を５～８回行なって下さい。

11 無理なく腰を動かそう！

ギックリ腰を例にとるとわかりやすいですが、人は腰を痛めてしまうと、どうにも身体が動かせなくなってしまいます。それほどの要所なのです。

歩くだけでも、立つだけですらも、できません。よって、腰を悪くした人は急速に身体を動かさなくなっていってしまいます。

本来人間の身体というものは、調子が悪くても、動かすほどに動きがスムースになり、その動きの中で状態が改善されていきます。動かせるものなら、動かした方がだんぜん治りがいいのです。

しかし、痛いから動かせない、というジレンマがあります。

無理して動かそうとするのはもちろんいけません。けれども、とくに腰は、何とかして動かしてやる必要がある部位なのです。

もちろん症状や原因にもよる話ですが、負担をかけずに腰を動かす方法はあります。とくにバンドの補助を借りると、うまく、無理なく動かしてやる事が可能になるのです。

無理なく動かす、という事には必ず気持ち良さが伴います。痛いのに無理やりだましだまし動かそうとするのはダメです。気持ち良さが伴う動き、それがつかめれば、身体は必ず快方に向かうのです。

⑪ 無理なく腰を動かそう！①

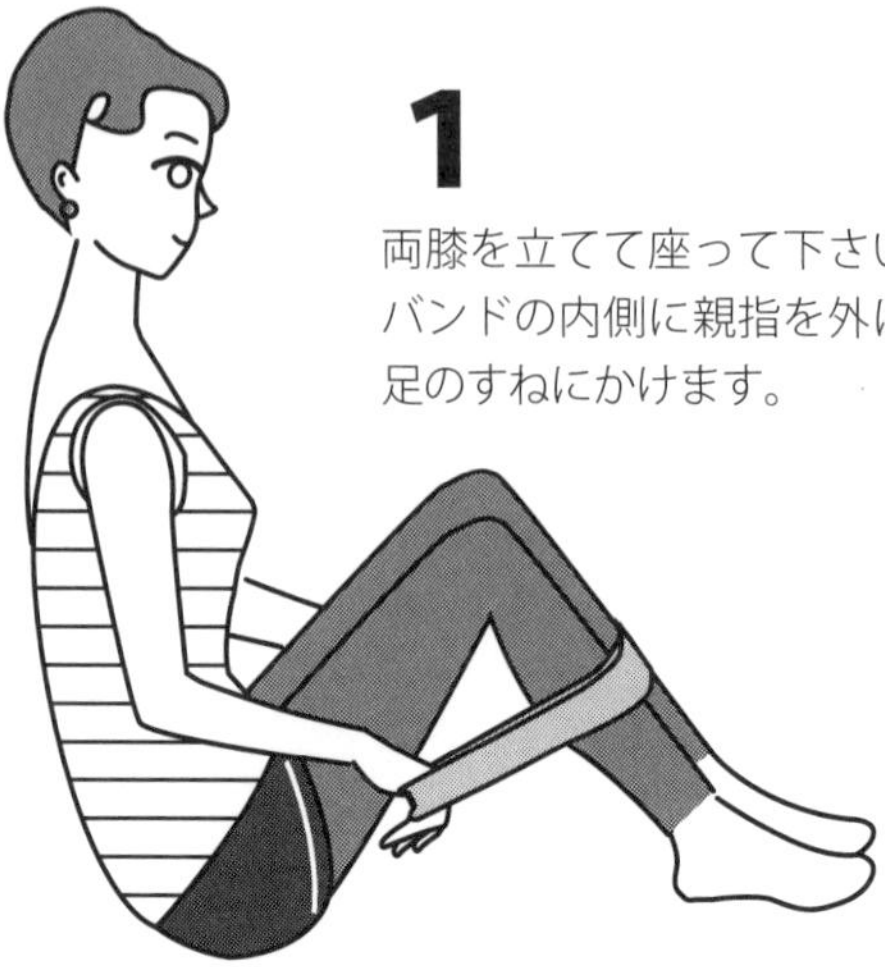

1

両膝を立てて座って下さい。４本の指をバンドの内側に親指を外にして持ち、両足のすねにかけます。

2

両肘を床につきながらゆっくり仰向けに寝ます。

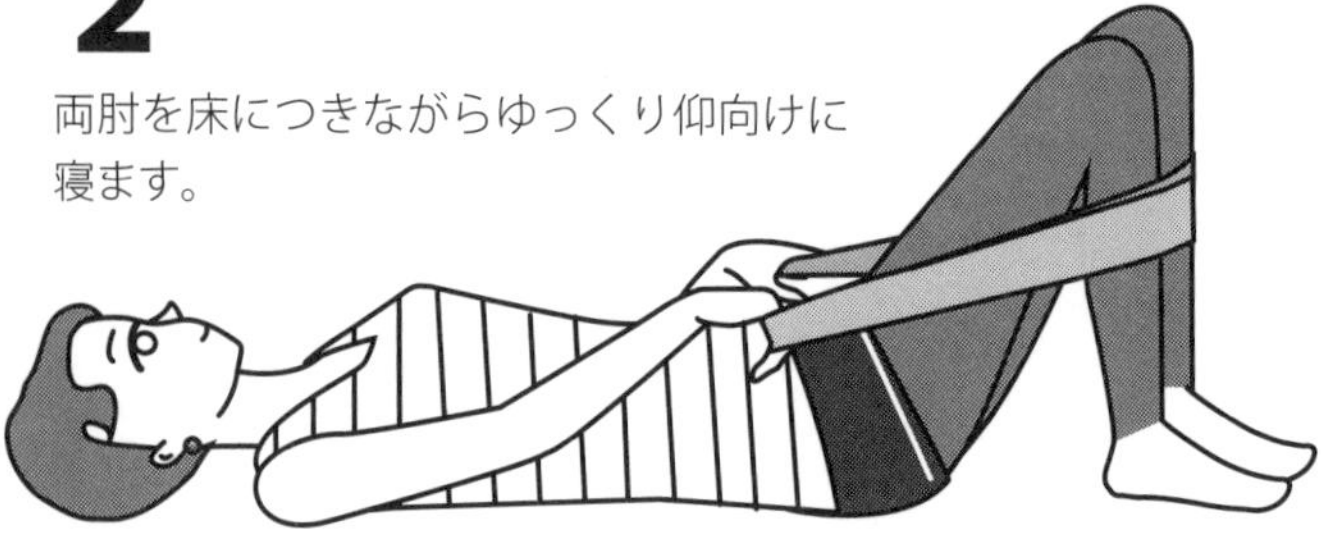

3

バンドを手前に引き、両膝を思いっきり胸に近づけます。バンドを持った両手は腰のところに置き、両肘はしっかり張って床につけて下さい。

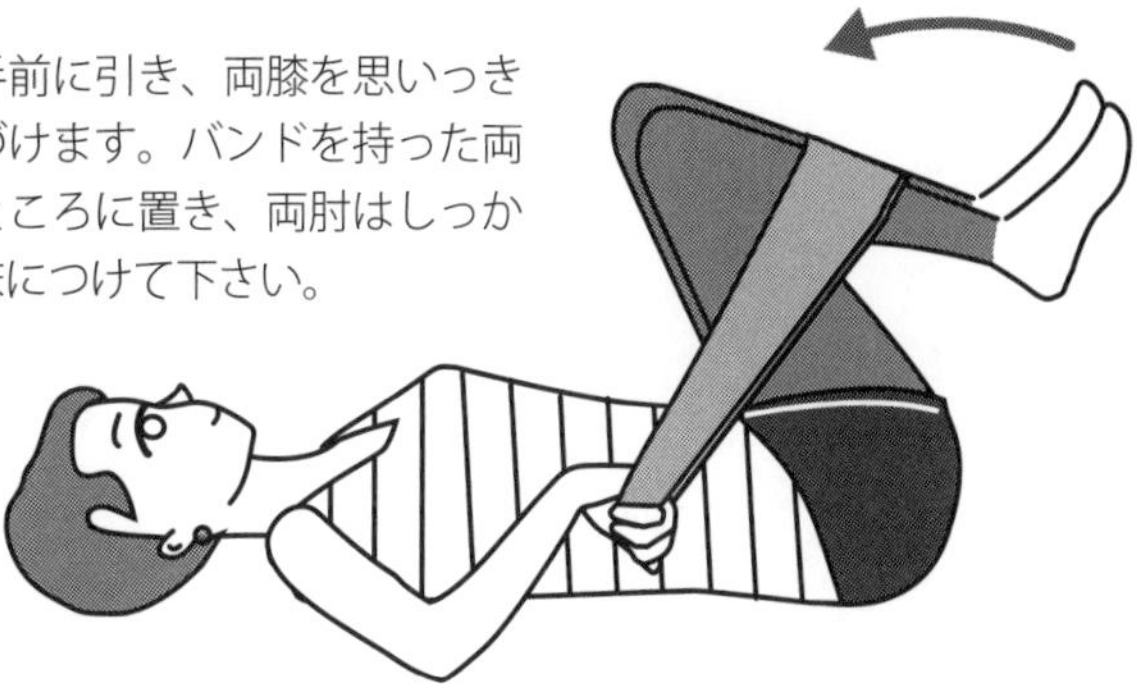

4

8拍息を吐きながら両膝を離さず、ゆっくり右に倒していきます。顔は上に向けたままです。

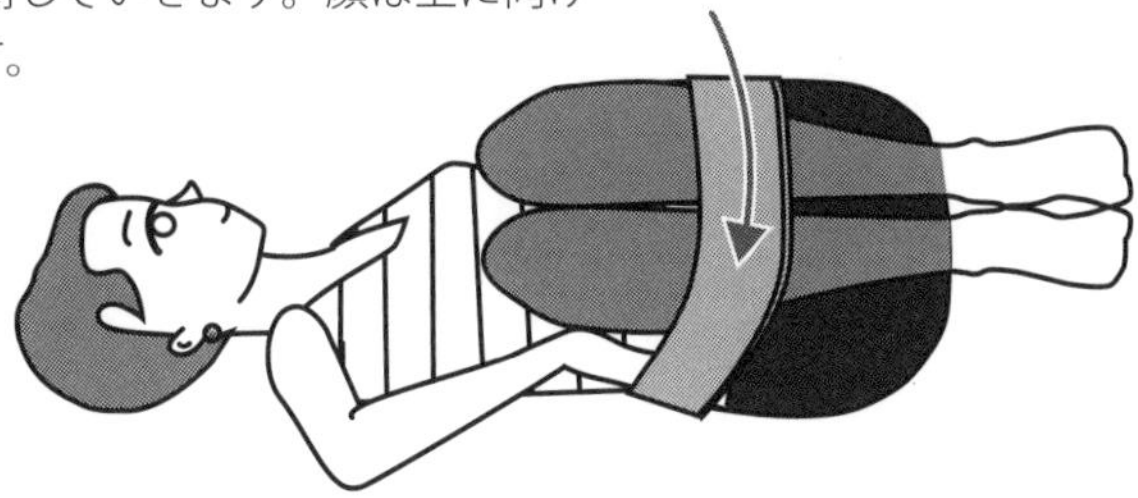

5

8拍息を吸いながらゆっくり**3**の状態に戻します。この動作を左右交互に3～5回行なって下さい。

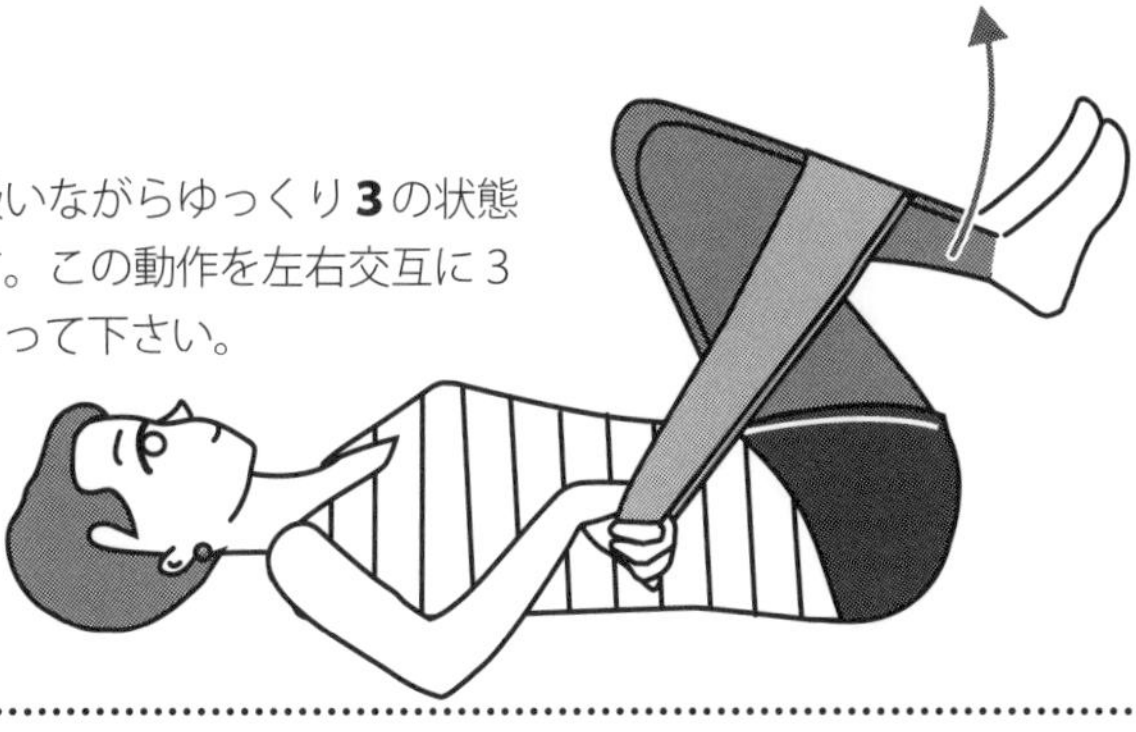

11 無理なく腰を動かそう！②

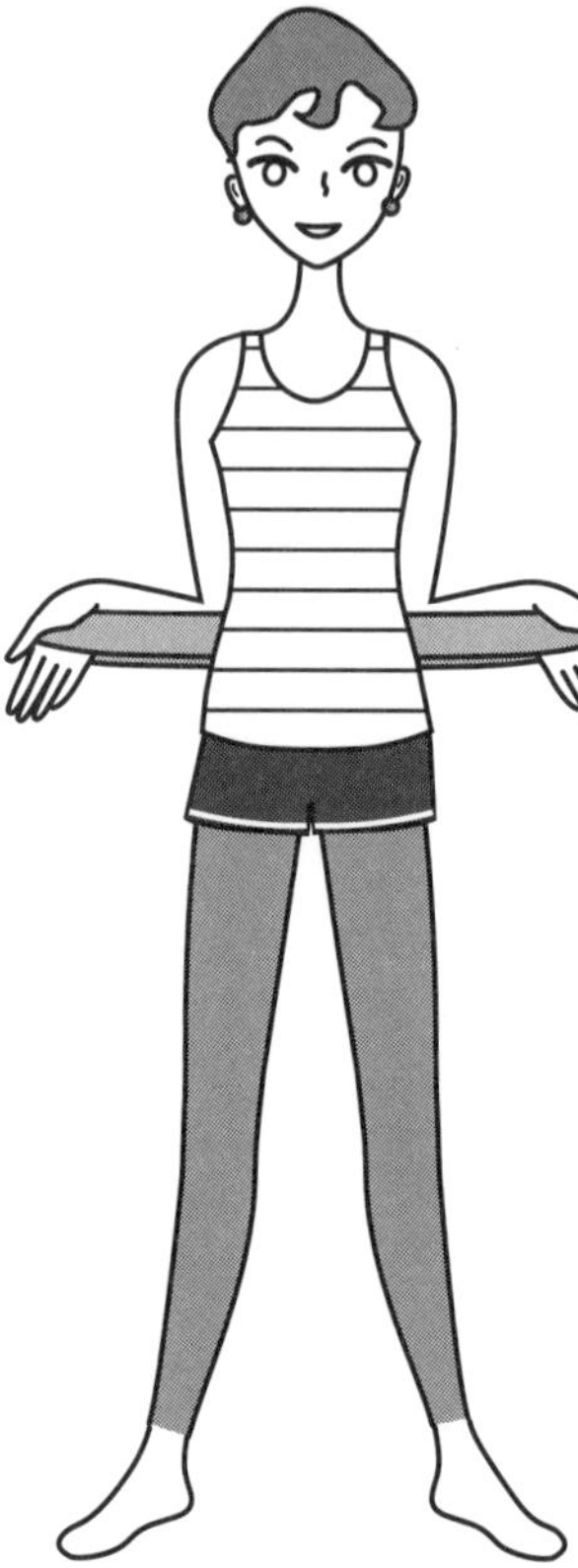

1

足を肩幅より少し広めに開いて立って下さい。４本の指をバンドの内側に親指を外にして持ち、背中に回して、腰のあたりに置きます。

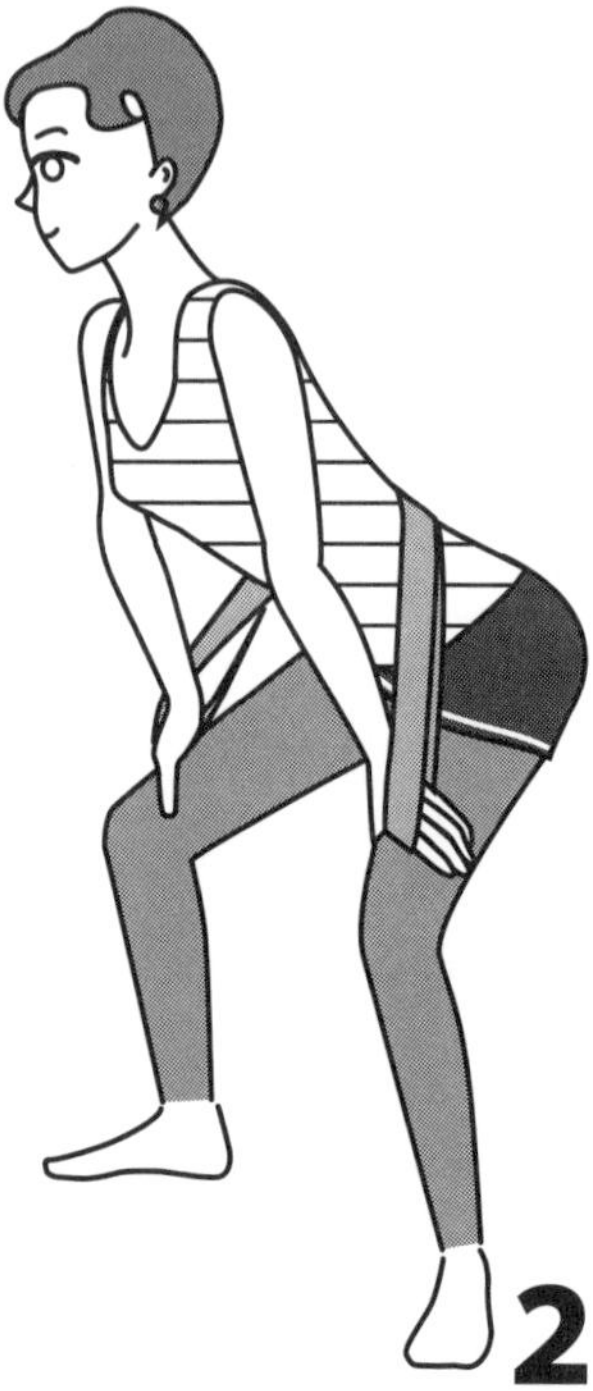

2

腰を落とし、バンドを持った両手を膝の少し上に置き、お尻を突き出すようにし、顔を正面に向けます。

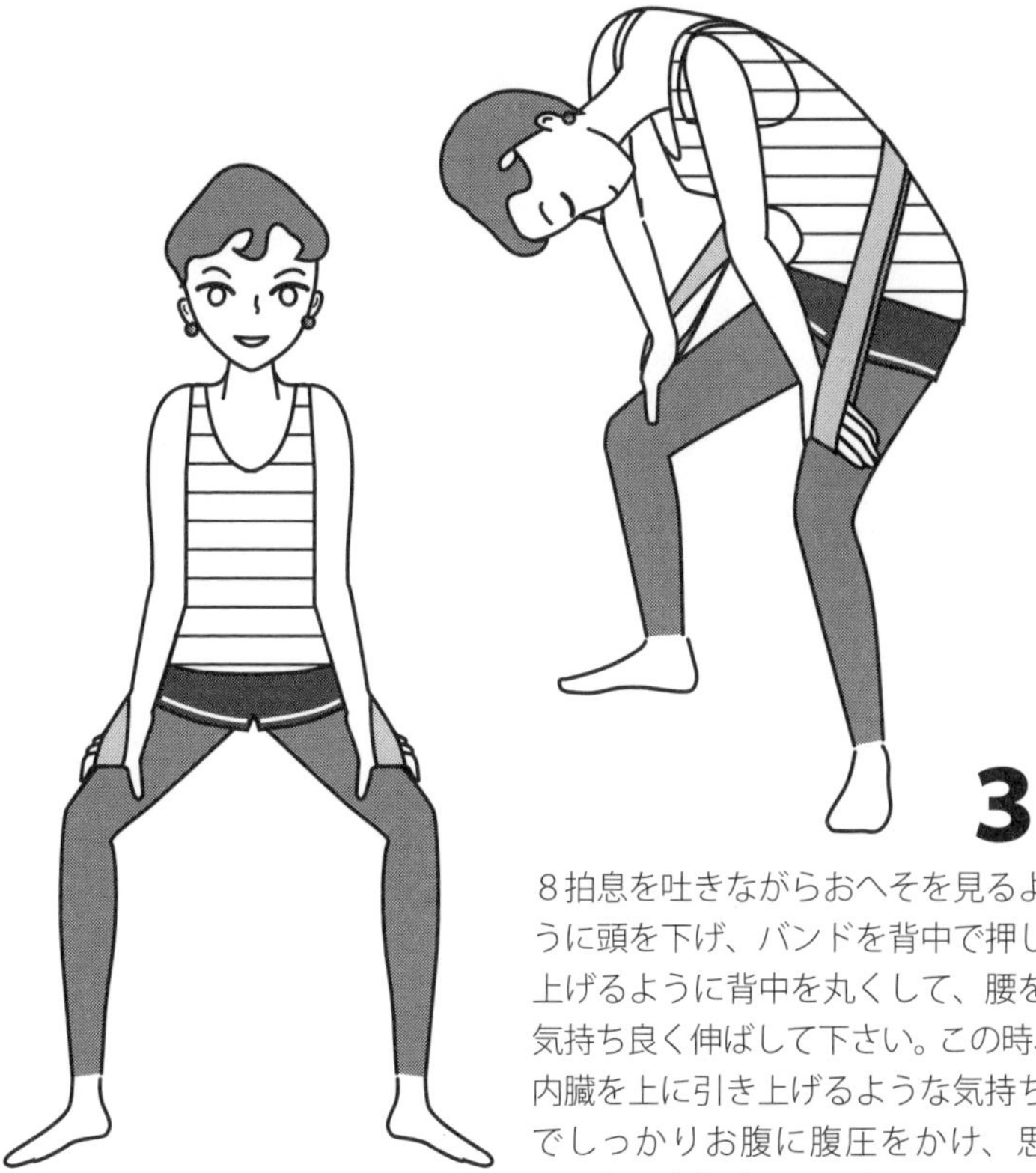

3

８拍息を吐きながらおへそを見るように頭を下げ、バンドを背中で押し上げるように背中を丸くして、腰を気持ち良く伸ばして下さい。この時、内臓を上に引き上げるような気持ちでしっかりお腹に腹圧をかけ、思いっきり息を吐いて下さい。

4

８拍息を吸いながら顔を正面に向け、ゆっくり**2**の状態に戻ります。膝の位置は動かさず、腰だけが上下に動くようにします。この動作を３～５回行なって下さい。腰の筋肉が伸びていることを感じて下さい。

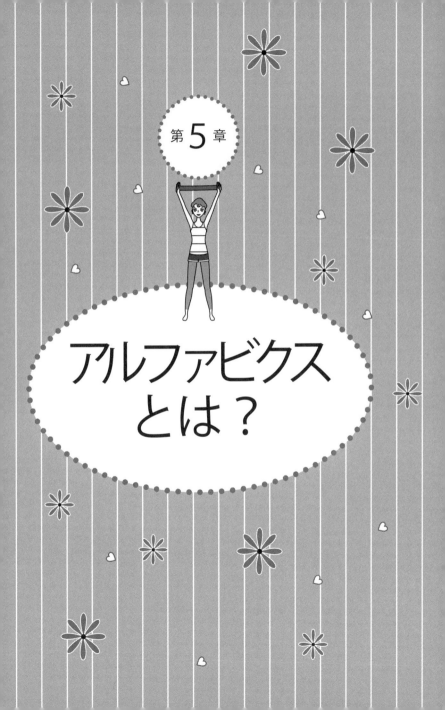

第5章

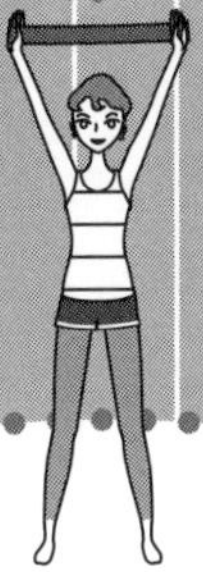

アルファビクスとは？

1 「アルファビクス」の名前の由来

「アルファビクス」の〝アルファ〟は脳波のアルファ波状態から来ています。これは誰もがリラックスしている時の脳波の状態です。

私がこのアルファ波に興味を持ったのは小さな塾を開いていた時でした。今の株式会社ジェイ・コミュニケーション・アカデミーの名前はこの頃の塾の名前から来ています。ジェイは私の名前の治面地順子の頭文字のジェイ。触れ合いのアカデミーということでコミュニケーションアカデミーと名前を付けました。

私は、塾は学校の勉強についていけない子供たちにこそ必要だという思いで、進学塾とは違い、落ちこぼれといわれるような子供達を対象の補習塾を開いていました。

何でこの子たちはこんなに勉強ができないのだろうかとみていると、集中力がない、面倒くさがりが多いということでした。英語の単語や社会の歴史などは、暗記しなければ点数が取れません。当時スーパーラーニングとよばれる教材がアメリカから日本に入ってきていました。アルファ波状態に導く音楽に合わせてリズムを使って覚えさせると自然に暗記ができるという教材で一般の書店でも販売されていました。

私はこれにとても興味を持ち、実際にこの理論にのっとった方法で英単語を暗記させる教材を独自に制作して子供達に試してみました。予想以上に効果があったので、英単語や熟語や歴史を暗記させる教材を作成し、当時のＣＢＳソニー（現ソニーミュージック）や出版社から発売するまでにいたりました。実際はあまり売れなかったのですが効果は結構ありました。

この時に興味を持ったアルファ波を活用してアルファビクスは作られています。つまり、そもそもが、脳の働き方、精神、神経や心の領域を見やって作ったのがアルファビクスなのです。

2 アルファビクスの運動パターン

アルファビクスの運動パターンは現在約１００パターン近くあります。妊婦さん向けのプログラムから高齢者向けのプログラム、そしてダイエットプログラムやシェイプアッププログラムもあります。

最初、運動パターンはストレスマネジメント研修プログラムということで、肩をほぐす運動や腰痛を改善する運動など10パターンくらいの運動をヨーガをベースにして考案しました。

アルファビクスは最後のリラクセーションが目的でその前に体をほぐすという意味での手軽な運動だけでした。

研修の中でアルファビクスを行なってもらうと、とても好評で、研修だけでなく定期的に行ないたいというお声もいただき、私だけでは対応しきれなくなり、インストラクター養成をスタートしました。

近くのカルチャースクールでアルファビクスを指導していた時に近隣のスポーツクラブのマネージャーがアルファビクスを体験に来ました。カルチャースクールのチラシを見てアルファ波状態に導くエクササイズとはどんなエクササイズなのかと興味を持って参加してくれました。

これはゆっくりした動きなのにしっかり筋肉にも刺激を与えて筋力トレーニングにもなり、ストレッチ効果もあり、そして何よりも体と心がリラックスすると、お褒めの言葉をいただき、ぜひスポーツクラブでも取り入れたいとおっしゃってくださいました。

千葉にある小さなスポーツクラブですが、それ以来20年近くもずっとアルファビクスを導入して下さり、初期の私からインストラクターは何人も変わったのに、最初にクラブでアルファビクスに参加していたメンバーさんたちが今でもアルファビクスを続けていて下さいます。

日本だけでなく世界に向けてアルファビクスを広めたいという思いでＩＤＥＡ世界フィットネ

スコンベンションのプレゼンターに応募することにしました。そのためには、私が現場でアルファビクスを指導しているビデオが必要だという事で、かつて私が指導していたこのスポーツクラブに15年ぶりに伺いビデオ撮りをしました。当初私が指導していたメンバーさんたちがずっとアルファビクスに毎週参加して下さっていたということに感激して、アルファビクスをきちんと残したいという思いで一杯になりました。

私が当初アルファビクスを教えて資格をとった人たちが、その後今でもサークルとして20年もアルファビクスを毎週行なっているということを聞いて、アルファビクスをぜひもっと広めたいと考えるようになりました。

企業のストレスマネジメント研修のひとつのプログラムだったアルファビクスはスポーツクラブのプログラムに導入されることになり、アルファビクスインストラクターの養成に力を入れ、コナミやセントラルスポーツ、ゴールドジムなど大手のスポーツクラブにもインストラクターを派遣し始めました。

スポーツクラブなどで行なうアルファビクスの通常の1時間のレッスンの構成は約5分腹式呼吸の練習、40分アルファビクスエクササイズ、10分リラクセーション、5分目覚めの運動となっています。

運動パターンもスポーツクラブでは10パターンではとても足りないのでいろいろな動きを加えて、現在、アルファビクスエクササイズは肩こり解消の運動、腰痛予防の運動、膝痛予防の運動、スクワット、バランスをとる運動等、運動パターンは約100パターンあります。

3 企業でのアルファビクスの活用

私は時代がアルファビクスに追い付いてきたと感じています。私がアルファビクスを考案した20年前はパソコンもスマホもない時代でした。

現代は皆がパソコンを使って仕事をし、スマホを見ることで前傾姿勢になり、首が前に出て背骨がゆがみ、頭痛、肩こり、腰痛になるデスクワーク症候群が本当に増えています。この姿勢はメンタルにも影響し、精神疾患で通院している患者数が400万人を超えています。

アルファビクスはアルファビクスバンドを引っ張ることで胸が開きます。アルファビクスの運動は視線を上に向ける運動が多く、体からメンタル変えることができます。視線を上に向けた状態でマイナス思考やネガティブ思考はできません。

アルファビクスは単なる運動だけではなく、体と心をケアするプログラムです。私は多くの企業でストレスマネジメント研修やメンタルヘルスの研修を行なっています。私は研修の中で精神疾患も生活習慣病であると伝えています。生活習慣病は毎日の仕事や生活の中で自分を病気に追いやっています。ということは、生活習慣病は毎日の生活の中で、ちょっと気を付けるだけでならなくて済むのです。その時に運動が果たす役割は大きいのです。

ストレスマネジメント研修やメンタルヘルスの研修の中では必ずアルファビクスを入れて、呼吸の大切さや体を動かすことの大切さを伝えています。当社は研修の中でアルファビクスを体験してもらうだけでなく、会社の中で定期的にアルファビクスインストラクターを派遣する企業内フィットネスも行なっています。

アルファビクスは場所を取りません。わざわざスタジオを設けなくても、会議室でも食堂でもどこでも簡単にできます。通産省が健康経営を推奨して、社員の健康を護るために健康に良いことを何かやるようにと通達を出しています。

アルファビクスは体と心のケアを両方できます。アルファビクスのEラーニングもできました。腹式呼吸法や呼吸法に瞑想の語りを入れたマインドフルネスをどこでもできるようにしました。職場で机に向かった状態で、たった5分で心を調整することができます。そしてアルファ波の音楽に合わせてアルファビクスバンドを引っ張るだけで、肩こり解消や腰痛解消だけでなく、メンタルも健やかに保つことができます。

当社では薬を使わない精神科医のメンタルセラピーと共にアルファビクスを活用して「うつヌケプログラム」も行なっています。また、「心と体の保健室」展開も行ない、うつの予防から改善、職場復帰までのケアを心ある精神科医や薬剤師の方達と様々な取り組みを行なっています。精神疾患の予防や改善にもアルファビクスは不可欠です。企業でもアルファビクスをぜひ活用していただきたいと思っています。

4 妊婦さん向けのアルファマタニティ

スポーツクラブだけなく、たまたまマタニティビクスの資格を持っていたインストラクターから、アルファビクスは妊婦さんにとてもいいので、アルファビクスの妊婦さん向けのプログラムを作ってはどうかと勧められました。

確かに、アルファビクスは腹式呼吸法をしながらゆっくり体を動かす事や、バンドが運動の補助の働きをするので、妊婦さんも無理なく体を動かすことができます。それでは、妊婦さん向けのプログラムを作ろうと、母親学級などで指導されている妊婦体操を参考に妊婦向けのアルファマタニティのプログラムを作りました。

当時すでに健康保険組合連合会のメンタルヘルスのコンサルタントもしていたので、同じコンサルタントとして登録されていた東京厚生病院の産婦人科部長で元愛育病院の院長の松山栄吉先生にアルファマタニティのプログラムを体験してもらい、監修者になっていただきました。松山先生は妊婦体操の創設メンバーのひとりで、アルファマタニティのプログラムはリラックスして、楽しく行なえるので、とても素晴らしいとお褒めの言葉をいただきました。

アルファマタニティのプログラムを産婦人科に導入するに当たり、それぞれの病院の院長先生や婦長さん、助産師さんが体験し、気に入った多くの産婦人科に今もずっと導入されています。

5 高齢者向けのアルファビクス

また、アルファビクスはバンドが運動の補助の働きをし、呼吸に合わせながらゆっくり行なう運動なので、各地域のサークル活動などでは高齢者の参加が増えてきました。これを契機に高齢者向けの運動パターンも考案しました。現在、アルファビクスは高齢者センターや介護施設などでも活用されています。

運動パターンはそれぞれの対象にあわせ、無理なく行なうことができるように構成されています。

呼吸法も対象に合わせ4秒間息を吐きながらアルファビクスバンドを引っ張り、4秒間息を吸いながら元に戻すやり方や8秒間かけ息を吐きながら動作を行い、4秒間息を吸いながら元に戻すなど、呼吸法も対象に合わせ、無理なくできるところからスタートさせ、最終的には8秒間息を吐きながら動作を行ない、8秒間かけてゆっくり元に戻す本来のアルファビクスの動きに持ってくるように指導しています。

アルファビクスは輪になった伸縮性のあるゴムバンドを使い、畳1畳あればできる運動なので手軽に家でもストレッチや筋力トレーニングを行なうことができます。

現在、アルファビクスを指導するインストラクターの最高年齢が83歳、インストラクターの年齢層は20代から80代と幅広く、それぞれの年代に合った人たちにアルファビクスを指導しています。

アルファビクスの受講生も年齢層が幅広く、小学生から高齢者センターなどでは90代の方も参加しています。今までの参加者の最高年齢は94歳です。

これから、行政を含め、高齢者施設などに広めるためには科学的な検証が必要だと考え、筑波大学大学院体育研究科スポーツ科学へ入学し、修士論文では介護施設で特定高齢者を3か月私が直接アルファビクスを指導し、アルファビクスをやらなかった施設の高齢者との比較をデータを取りました。

介護予防地域支援事業のプログラムの中で特定高齢者を対象にアルファビクストレーニングを行ない、10週間の短期間でADL（日常生活活動）にどのような影響を及ぼすかを研究しました。またアルファビクストレーニングを行なわなかった施設の特定高齢者との比較検討を行ないました。

結果として、フィジカル面で、日常生活活動や身体機能を改善する可能性が示されました。でもそれだけではなかったのです。

介護施設でデータを取っていた時、施設の方々が、実際の測定結果だけでなく、アルファビクスを行なうことで、表情が豊かになり、生き生きしてきて、敏捷に身体が動くようになったとおっしゃっていました。

アルファビクスは単なる運動だけではなく、メンタル面も改善されるのが高齢者でも実証されたのです。

6 運動宅配

日本では2025年には75歳以上の高齢者が人口の4分の1を占めると言われています。超高齢化社会に突入して、それぞれが自分の健康を護っていかなければならない時代です。健康を護るときに運動することは不可欠です。

運動すればいいことは分かるけれど、何をどうすればいいか分からないお年寄りが本当に増えています。

医者は歩きなさいとよく言います。確かに歩くことは大切です。でも80歳、90歳になった人に毎日1万歩を歩きなさいなどとは、どだい無理な話です。

アルファビクスは自宅で簡単に運動ができます。でもなかなか一人では運動ができない人達のために当社では運動宅配を始めました。アルファビクスインストラクターがご自宅に伺って運動指導をいたします。

介護サービスではなく、健康になるためのサービスです。アルファビクスインストラクターがご自宅に伺って運動や健康相談を承るシステムです。

アルファビクスインストラクターで看護師や介護士、理学療法士など医療系の方も沢山います。メンタルの相談から食事指導、健康相談などいろいろなコースを設けています。まずはトライアルからできますので、ご相談ください。

7 世界に向けてのアルファビクス

世界に向けてアルファビクスを広げたいという夢を持ち、現在、アメリカのサンディエゴやシンガポールでもアルファビクスインストラクターの養成を行なっています。

IDEA世界フィットネスコンベンションでもプレゼンターやセミナー講師として5年間ラスベガスやサンディエゴで各国の人たちにアルファビクスを指導し好評をいただきました。

香港から当社のカラーセラピスト養成講座を受講に来ていた大学教授にアルファビクスを香港でも広めたいということでアルファビクスを体験していただきました。これは太極拳やヨーガよりもやりやすく、きっと広まるでしょうという事で、香港からヨーガのインストラクターを連れてきてくださり、アルファビクスのインストラクターになっていただきました。現在、香港でもアルファビクスが広まり始めています。

インストラクターは香港、ハワイ、フランス、シンガポール、サンディエゴと世界各国でも活動しています。

これからは日本だけでなく中国もアメリカも超高齢化社会に突入します。いくつになっても運動は不可欠です。世界には高齢者が安心してできる運動がほとんどないのです。

ヨガやピラティス、太極拳、エアロビクスなどは高齢者はできません。

ヨガはインドから、ピラティスはドイツから、太極拳は中国から、エアロビクスはアメリカから、といったように、日本人は外国からのエクササイズを一所懸命やっています。

日本にアルファビクスという良い運動があることを、世界に広めたいと思います。

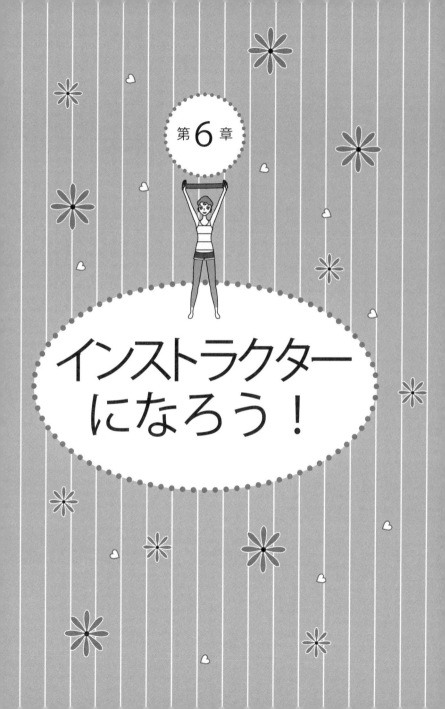

第6章

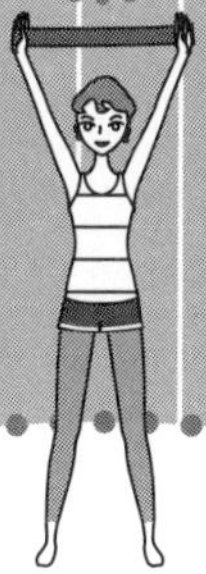

インストラクターになろう！

お金を払ってジムに行くなんてもったいない！

お金をいただきながら運動をして自分も周りも健康にできる方法。

それがアルファビクスです。

現在、アルファビクスのインストラクターの最高年齢は83歳！

70代、80代のインストラクターがたくさんいて元気に現役で稼いでいます！

運動指導しながら、自分も周りも健康にしながら稼げるなんて素敵だと思いませんか。

私自身がまさに、皆さんにアルファビクスを指導しているので、本当に元気です！

◎発想の転換を！

お金を稼ぐには、身を削らなきゃならない、と思ってしまっているのではありませんか？

そうだとしたら、これってずいぶん悲しい人生だと思いませんか？

仕事それ自体が自分に健康とやる気を与えてくれ、それをいただきながら、お金もいただける、
そんなライフスタイルが、アルファビクスなら成立するのです。

インストラクターになるなんて、何年も何年も修行してエキスパートにならなきゃならない、

とも、多くの方が思っている事でしょう。でも、アルファビクスについては違うのです。

本書でここまでご紹介してきた通り、アルファビクスには、技術的な難しさはありません。卓越した身体能力も必要ありません。

インストラクターとなると、責任がある。間違った指導をして人にケガをさせてしまったら……という心配をされる方もいらっしゃるでしょう。

でも、アルファビクスに関しては、その危険性も限り気なくゼロに近いくらい低いものです。

なぜなら、そもそもアルファビクスは肉体に無理をさせないトレーニングだからです。

無理なく動く中に、確かに心地良さがあります。それを感じさせてあげられて、かつ自分も共体験する、それができるだけで、インストラクターの資格十分なのです。

実際に、アルファビクスには、ご高齢になってから始められて、そのままインストラクターになられた方がたくさんいらっしゃいます。

自分がインストラクターなんて……

その発想を、まずは捨てて下さい。

◎説明会・体験会随時開催！

アルファビクスは現在、企業のストレスマネジメント研修やメンタルヘルス研修にカルチャースクール、産婦人科病院など多数導入されています。

特にスポーツクラブでは 中高年向けのリラクゼーションプログラムとして集客効果が高いとして大人気です！

２０１９年に、創立31周年を機にオリジナルプログラム「アルファビクス」をさらに安全でシンプルで効果的なエクササイズにまとめて、インストラクター養成講座を３日間の集中講座にリニューアルしました。

３日間でインストラクターの資格が取れて仕事を始められます！

●このような方に特にオススメです！

・運動が好きで行なっているので、これを仕事にしてみたい！

・運動指導をしてみたい！
・何か健康ビジネスをしてみたい！
・インストラクターとして活動しているがもっと収入をふやしたい！
・自分の健康のためにも運動を習慣化したい！

●アルファビクス体験＆ビジネス説明会！

開催日：毎週木曜日・土曜日・日曜日
　11時～13時　でアルファビクス体験ができます。
　イベントがある時はお休みになりますので、必ず事前にお問合せください！
☆この本の読者のために通常体験２０００円を無料で体験できます！
　必ずこの本をご持参ください！

会場：初台 東京オペラシティ2階
　株式会社ジェイ・コミュニケーション・アカデミー研修センター
　東京都新宿区西新宿3-20-2（東京オペラシティ2階）

お申し込み・お問い合わせ
（株）ジェイ・コミュニケーション・アカデミー
TEL 03-3373-2378　FAX 03-5333-2307

著者プロフィール

治面地 順子（じめんち じゅんこ）

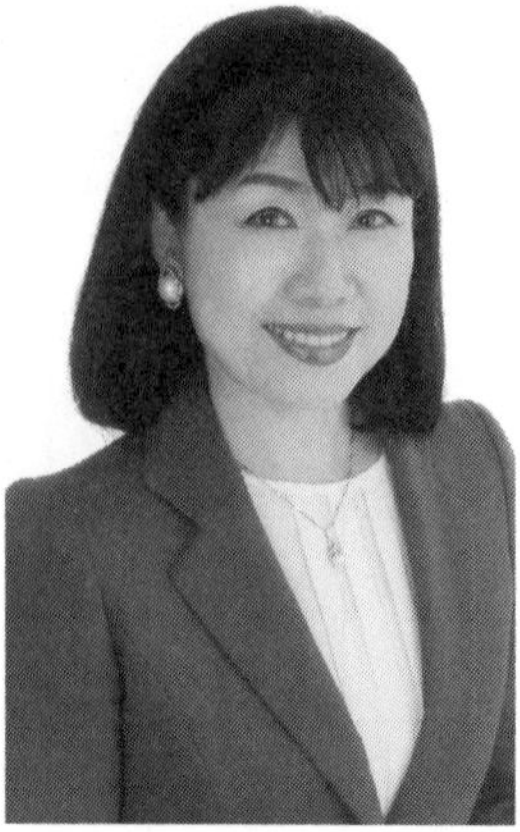

株式会社　ジェイ・コミュニケーション・アカデミー
代表取締役

スポーツ医学博士
元日本航空　国際線キャビンアテンダント
筑波大学大学院人間総合科学研究科博士課程スポーツ医学専攻修了
筑波大学大学院体育研究科スポーツ科学修了
日本大学大学院情報処理学科人間科学専攻修了
成城大学・慶應義塾大学卒

1989年　株式会社ジェイ・コミュニケーション・アカデミー設立　代表取締役。体と心の癒しと健康をテーマにセラピストやインストラクター講師を育成し、企業や病院、スポーツクラブ、カルチャースクールなどの受託を行なっている。

1995年頃から多くの企業や官公庁でストレスマネジメント研修やメンタルヘルス研修を行い、自らもこれまでに２万人以上の受講生を指導している。

ストレスマネジメント研修のプログラムとして考案したアルファビクスは全国に受講生が広がっている。企業ではアルファビクスを「メンタルヘルス対策」のためのプログラムとして普及中。

また、薬を使わない精神科医宮島賢也先生と共にメンタルセラピスト養成講座を開設し、うつの改善、予防のためのメンタルセラピーも普及している。

・アルファビクス代表　・日本ハーブセラピスト協会代表
・国際メンタルセラピスト協会代表　・日本育児アドバイザー協会代表
・日本カラーセラピスト協会代表　・アルファフットセラピー代表

〈アルファビクスバンドのご購入、体験、説明会のお申し込み・お問い合わせ〉

（株）ジェイ・コミュニケーション・アカデミー
TEL 03-3373-2378　FAX 03-5333-2307
http://www.j-c-a.co.jp

装幀：梅村昇史
本文デザイン・イラスト：中島啓子

らくらく筋トレ！ 脳内がα波になる バンドトレーニング 心と体を向上させる“アルファビクス”

2020年4月20日　初版第1刷発行

著　者　治面地 順子
発行者　東口 敏郎
発行所　株式会社ＢＡＢジャパン
〒151-0073 東京都渋谷区笹塚1-30-11 ４・５F
TEL　03-3469-0135　　FAX　03-3469-0162
URL　http://www.bab.co.jp/
E-mail　shop@bab.co.jp
郵便振替 00140-7-116767
印刷・製本　中央精版印刷株式会社

ISBN978-4-8142-0283-6　C2075

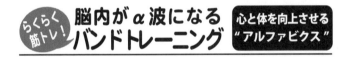

BOOK Collection

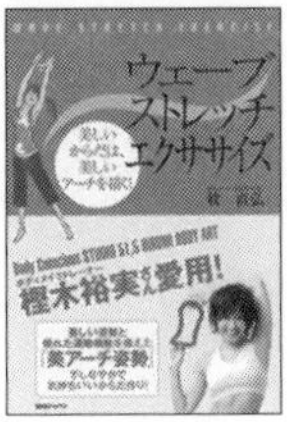

美しいからだは、美しいアーチを描く!

ウェーブストレッチエクササイズ

美しい姿勢と優れた運動機能を備えた「美アーチ姿勢」でしなやかで気持ちいいからだ作り! 本書で紹介するメソッドは、“美しくかつ機能的な曲線のあるからだ=美アーチ姿勢”をつくるために必要な3つのステップ、――1. コリを〈ほぐす〉――2. からだを〈伸ばす〉――3. 筋肉を〈引き締める〉を同時に行うことのできる、画期的なエクササイズです。

●牧直弘 著 ●A5判 ●156頁 ●本体1,400円+税

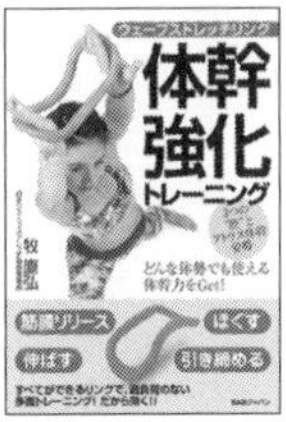

～どんな体勢でも使える体幹力を Get !～

ウェーブストレッチリング 体幹強化トレーニング

リングが高める“内圧力”で、使える体幹力を Get! 筋膜リリース、伸ばす、ほぐす、引き締める、すべてができるリングで、過負荷のない多面トレーニングだから効く!! ウェーブストレッチリングだから手に入る、“アトラス体幹姿勢”とは? 口腔、胸腔、腹腔の“内圧力”を高めていく体幹強化の新システム誕生!

●牧直弘 著 ●A5判 ●160頁 ●本体1,400円+税

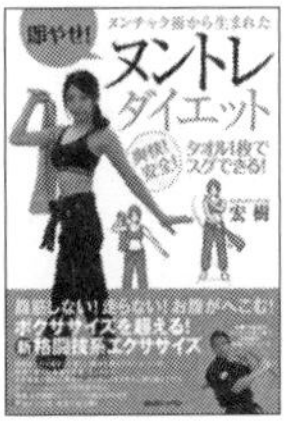

爽快!安全!タオル1枚でスグできる!

即やせ!ヌンチャク術から生まれたヌントレダイエット

極限まで引き締まった美しい肉体を誇るブルース・リーが、映画で魅せた華麗な武器、ヌンチャク。その奥義を極めた著者が、ヌンチャクをタオルに持ち替えて行う、ダイエットトレーニングを完成させた。呼吸法や体幹トレーニングも組み合わせた即効メソッドを本書で初公開!各種 TV 番組のヌンチャク達人芸でお馴染みの宏樹がプロデュース! 42 歳にして驚異の体脂肪率で実証済み!老若男女、誰でもできる、「武術」から生まれたダイエット法を伝授。

●ヌンチャクアーティスト宏樹 著 ●A5判 ●180頁 ●本体1,400円+税

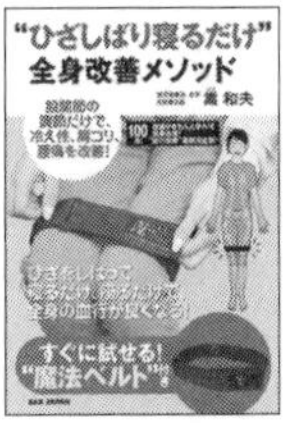

股関節の調節だけで、冷え性、肩コリ、腰痛を改善!

“ひざしばり寝るだけ” 全身改善メソッド

足組み、横寝、ガニ股、あぐら……、一見楽なような習慣姿勢が、大血管のある股関節を圧迫し、全身の血行不良を引き起こしています!付録の“魔法ベルト”を使ってひざをしばるだけで、股関節が正しい状態になり、冷え性、肩コリ、腰痛といった、長年の苦しみから解放されます!!

●嵩和夫 著 ●A5判(付録“魔法ベルト”付き) ●96頁 ●本体1,800円+税

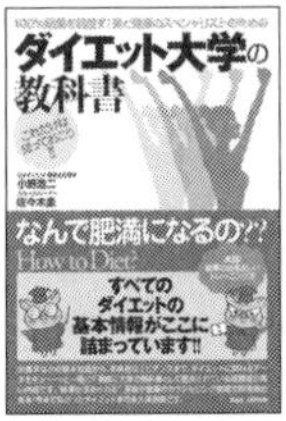

100% 結果を目指す!美と健康のスペシャリストのための

ダイエット大学の教科書

美容や健康現場のプロとして、カウンセリングに活用したい方、健康について、正確で信用できるデータや知識を習得したい方、自分のストレスやホルモンがダイエットにどう影響しているのか知りたい方、効果がでるトレーニングの実践方法を知りたい方等…こんな方々にオススメです。栄養学などの基本知識から、本格的なエビデンスまで、ダイエットに関わるデータをギューーッと一冊に! すべてのダイエットの基本情報がここに詰まっています!!

●小野浩二, 佐々木圭 著 ●A5判 ●200頁 ●本体1,500円+税

BOOK Collection

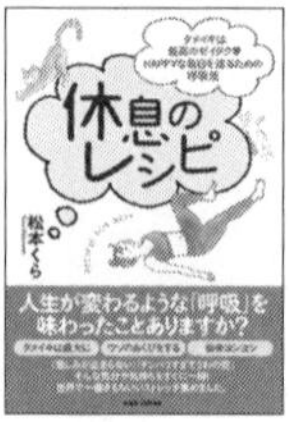

～タメイキは最高のゼイタク♥
HAPPY な毎日を送るための呼吸法～

休息のレシピ

「悲しみが止まらない」「テンパリすぎてうわの空」そんな気分や気持ちをすぐに一掃！世界で一番きもちいいストレッチを集めました。自分に還るため、身体が休まるためのレシピをご紹介。呼吸や身体のすみずみまでに意識を向けてあげることで『ホッ』とし、身体がゆるみ、リラックスできます。

●松本くら 著　●四六判　●192頁　●本体1,300円+税

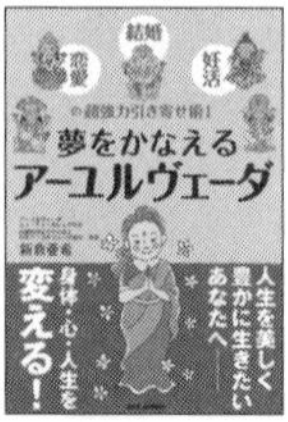

恋愛・結婚・妊活の超強力引き寄せ術

夢をかなえるアーユルヴェーダ

アーユルヴェーダとは、インドで 5000 年以上続く伝統医学。〝長 寿の知恵〟と呼ばれる。体質を知って 本来の自分を取り戻し、心と身体の健康 を維持することを目的とする。本書では、体質チェックで、その人に合った健康管理や食事法、メンタルの整え方を解説。 日常生活に沿った実用的な知恵を、自宅で実践しやすい方法で紹介!

●新倉亜希 著　●四六判　●200頁　●本体1,500円+税

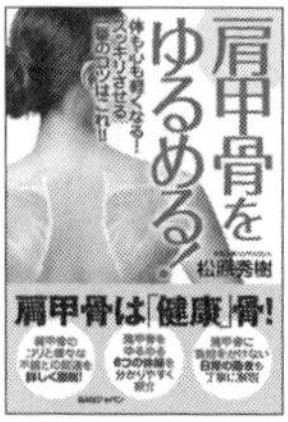

体も心も軽くなる!すっきりさせる一番のコツはこれ !!

肩甲骨をゆるめる！

肩甲骨のコリと様々な不調との関連を詳しく図説、肩甲骨をゆるめる6つの体操を分かりやすく紹介、肩甲骨に負担をかけない日常の動きも丁寧に解説、肩甲骨を意識すれば、みるみる不調が改善します。首・肩・腰・膝・股関節が痛い／肋間に痛みが走る／腕や脚のしびれ／慢性的な鼻詰まり／頭痛／耳鳴り／咳／胃もたれ／便秘／冷え性／息苦しい／疲れやすい／深く眠れない ... etc. 実力派整体師が明かす、不調の改善法を公開します。誰にでもできる肩甲骨「健康」講座です。

●松原秀樹 著　●四六判　●184頁　●本体1,400円+税

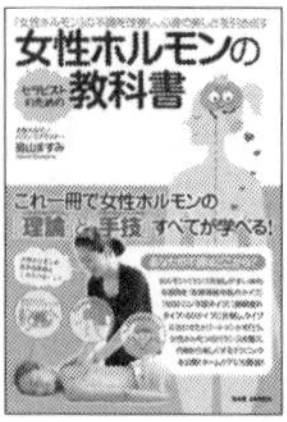

体も心も軽くなる!すっきりさせる一番のコツはこれ !!

セラピストのための女性ホルモンの教科書

現代の女性にとって今や欠かせないテーマとなった、女性のカラダをコントロールしている『女性ホルモン』。生理痛、頭痛、肩こりなどの“カラダの不調”から“ココロの不調”、“美容”まで大きく関わります。女性ホルモンが乱れる原因を『自律神経の乱れタイプ』『セロトニン不足タイプ』『卵巣疲れタイプ』の3タイプに分類。『女性ホルモン』の心理学的観点からみた『理論』と不調の原因タイプ別の『ボディートリートメント』&『フェイシャルの手技』やセルフケアを解説します。

●烏山ますみ 著　●A5判　●236頁　●本体1,500円+税

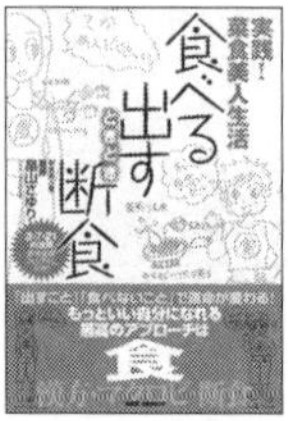

実践!菜食美人生活

食べる・出す・ときどき断食

人生をピカピカ輝かせる食の秘密を伝授!　漢方とマクロビオティックをベースとした、食で体をリセット、デトックスする方法を紹介しています。巷にはさまざまな健康法やダイエット法がありますが、大切なのはそれが自分の体質に合っているかどうか。自分の体質に合ったものを食べ、不要物（食品添加物、コレステロール、脂肪など）を出せる体にすることで、お肌も人生もピカピカ輝くのです。

●畠山さゆり 著　●四六判　●208頁　●本体1,500円+税